口絵

砭寿軒圭菴制作『明堂銅人鍼灸之図』

"Meridian chart for acupuncture & moxibustion" by Enjuken-Keian

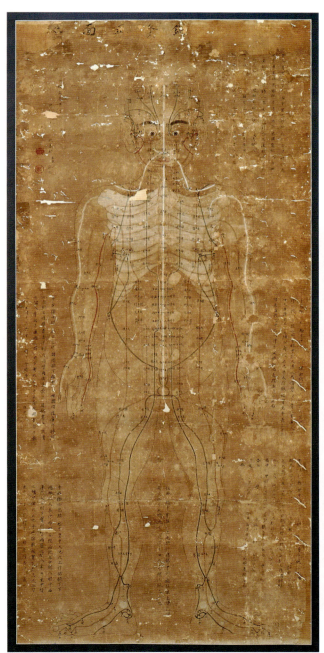

図1：明堂銅人鍼灸正面之図

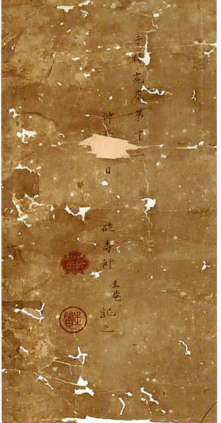

図2：砭寿軒圭菴の銘と印

—森ノ宮医療学園はりきゅうミュージアム所蔵—

口絵 砭寿軒圭菴制作『明堂銅人鍼灸之図』

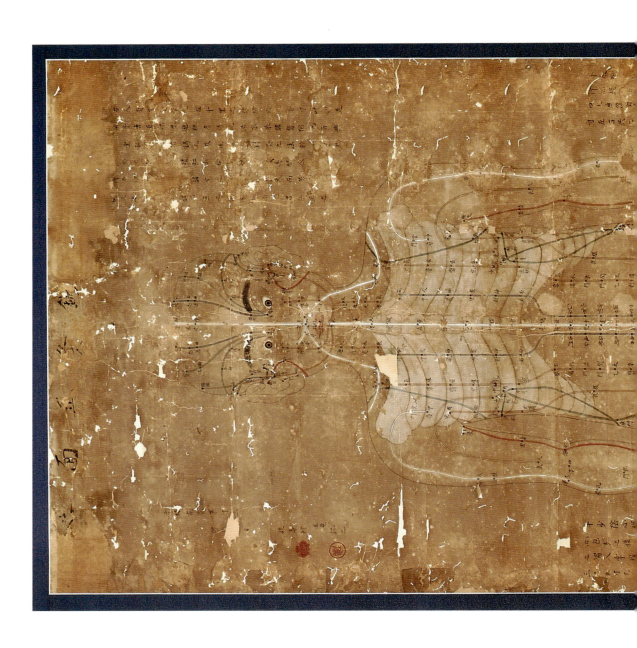

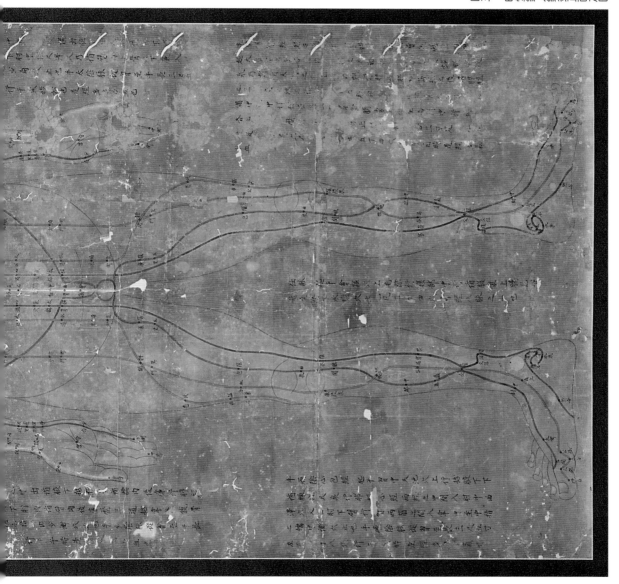

口絵　砭寿軒圭菴制作『明堂銅人鍼灸之図』

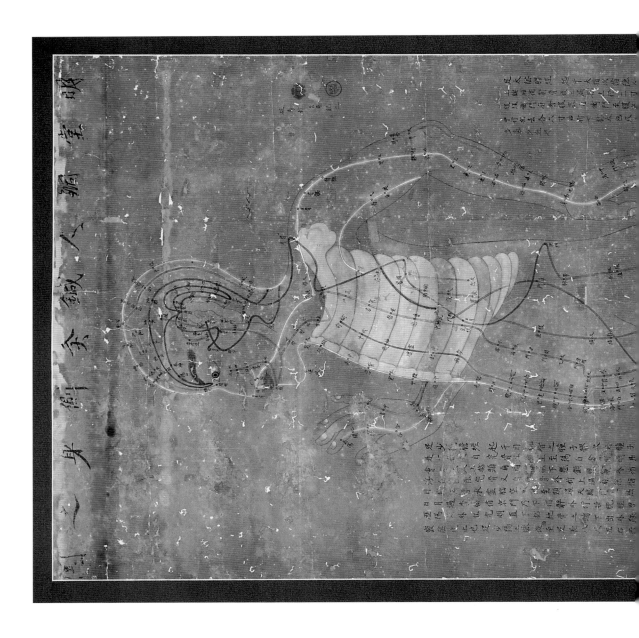

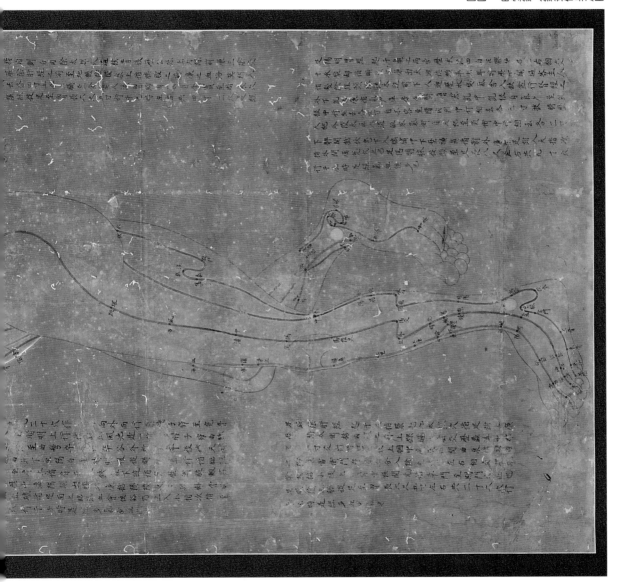

図4　明堂経人鍼灸経穴写之図

口絵　砭寿軒圭菴制作『明堂銅人鍼灸之図』

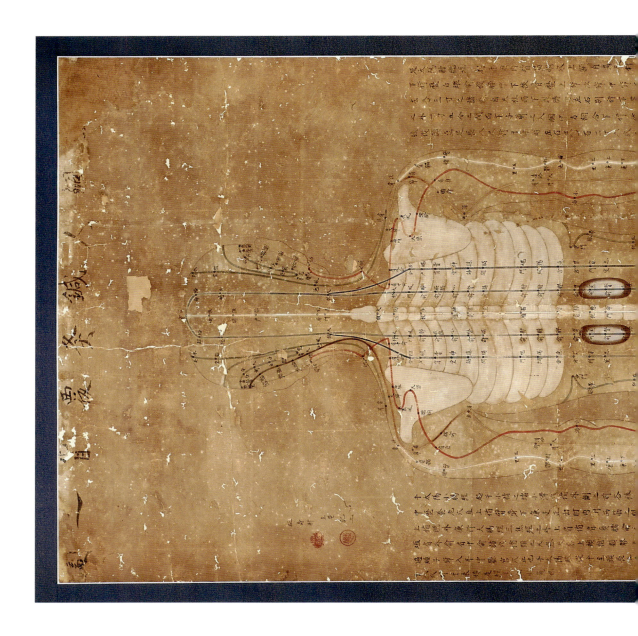

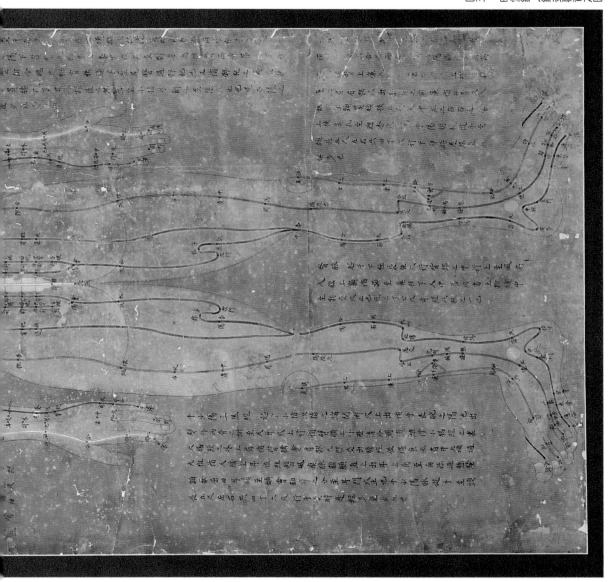

図五　明堂銅人鍼灸覆背之図

CONTENTS 128

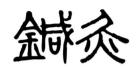

Vol.33 No.4（2018. Win.）　通巻第128号

口絵　砭寿軒圭菴制作『明堂銅人鍼灸之図』……………………………………………………………………… 1
解説　江戸前期の「明堂図」創成期を物語る
　　　砭寿軒圭菴制作『明堂銅人鍼灸之図』（3面）／大浦 宏勝 ………………………………………………127

特集1　鍼灸研究の最前線

インタビュー　鍼灸臨床研究のアウトラインと情報発信について／山下 仁 ……………………………… 11

ア・ラ・カルト
　今，読むべき海外論文／建部 陽嗣 ……………………………………………………………………… 25
　鍼灸の診療ガイドライン研究のすすめ／若山 育郎 …………………………………………………… 31
　集中治療および救急領域の鍼灸治療／松本 淳 ………………………………………………………… 39
　ドイツの大規模鍼治療研究と定量的評価法をもちいた鍼治療研究の方向性／関 隆志 …………… 47
　鍼灸の社会学的研究について／形井 秀一 …………………………………………………………… 55
　はり師・きゅう師が現場で実践する臨床研究こそが重要!!／鈴木 雅雄 …………………………… 69
　石田秀実『中国伝統医学はなぜ解剖学を早期に受容・展開させなかったか』について／東郷 俊宏 …… 77

トピック
　やってみよう！　初学者向け論文を探して読んでみる
　〜未経験でも身につく「医療情報の見極め力」養成講座〜／糸井 信人, 佐藤 義晃, 中西 智子, 長谷川 尚哉 …… 81

特集2　アトピー性皮膚炎への治療

座談会
　アトピー性皮膚炎の現状と鍼灸治療の意義／佐藤 健二, 江川 雅人, 浅井 輝昭, 池上 典子 ……………… 83

症例報告
　アトピーへの漢方＆鍼灸治療／伊藤 剛 ………………………………………………………………… 99
　経絡治療で改善した重篤な小児のアトピー性皮膚炎／甲斐 典睦 …………………………………… 102
　妊娠中の腰痛治療から鍼治療が影響したと思われる1症例／池上 典子 …………………………… 105

トピック
　鍼の組織損傷の理論値と補瀉／猪飼 祥夫 …………………………………………………………… 115

レポート
　WFAS北京2017－30周年記念総会および学術大会－／深澤 洋滋 ………………………………… 120
　ソーシャルスタートアップ・アクセラレータープログラムSUSANOO参加報告／伊藤 由希子 …… 124
　あん摩マッサージ指圧師，はり師，きゅう師等法制定70周年記念の集い／編集部 ……………… 141
　学会レポート／織田 浩子 …………………………………………………………………………… 142

連載
　身近に！漢方　24　スイカズラ／髙際 麻奈未 ……………………………………………………… 109
　道具　4　補法と金の毫鍼・鍉鍼／猪飼 祥夫 ……………………………………………………… 110
　ブレイクタイム　53　寂聴さんが撒いた種／尾川 裕子 …………………………………………… 148

CONTENTS

Frontispiece
- "Meridian chart for acupuncture & moxibustion" by Enjuken-Keian 1

Explanation of the frontispiece
- "Meridian chart for acupuncture & moxibustion" by Enjuken-Keian tells the stage of the "Meridian chart" creation period in the early Edo period / OURA Hiromasa 127

Special Feature 1 Outline of acupuncture and moxibustion research

Interview
Clinical Research on Acupuncture and Information Transmission / YAMASHITA Hitoshi 11

A-la-carte
- Oversea reports we should need to read now / TATEBE Harutsugu 25
- Encouraging a study of clinical practice guideline for acupuncture and moxibustion
  / WAKAYAMA Ikuro 31
- Acupuncture for patients in intensive care unit and emergency department / MATSUMOTO Jun 39
- Large-scale study of acupuncture in Germany and the direction of quantitative assessment approach
  / SEKI Takashi 47
- Sociological approach to acupunctue and moxibustion / KATAI Shuichi 55
- Acupuncturists active in medical practices should do clinical research / SUZUKI Masao 69
- Ishida, Hidemi: "Why didn't traditional Chinese medicine adopt and develop anatomy at its early stage?"
  / TOGO Toshihiro 77

Topic
Let's have a try!! Find and read a report for beginners.
Training course: How to identify valuable medical information
  / ITOI Nobuto, SATO Yoshiaki, NAKANISHI Tomoko, HASEGAWA Naoya 81

Special Feature 2 Treatment for atopic dermatitis

Round-table Discussion
The current situation of atopic dermatitis and the significance of acupuncture and moxibustion therapy
  / SATOU Kenji, EGAWA Masato, ASAI Teruaki, IKEGAMI Noriko 83

Case report
- Kampo/ acupuncture and moxibustion treatment for atopic dermatitis / ITO Go 99
- Serious childhood atopic dermatitis improved by meridian treatment / KAI Norichika 102
- A case: Possible effects of acupuncture therapy for back pain in pregnancy / IKEGAMI Noriko 105

Topic
Theoretical value of tissue damage by needle and supplementation and draining / IKAI Yoshio 115

Report
2017 World Acupuncture Congress of WFAS and Science Council in Beijing / FUKAZAWA Yohji 120
Participation report: Social Start-up Accelerator Program (SUSANOO) / ITO Yukiko 124
The 70th anniversary assembly: Legislation for massage, acupuncture and moxibustion practitioners 141
A report on Symposiums and Congresses related to acupuncture and moxibustion 2017 autumn-winter
  / ODA Hiroko 142

Serialized Subjects
Medicinal herbs near at hand – 24： Honeysuckle / TAKAKIWA Manami 109
Series:Tool – 4： Revitalizing treatment with Go-shin (ultra-fine needle) and
  Tei-shin (non-insertion needle) made from gold / IKAI Yoshio 110
A Short Break 53： The seeds planted by Jyakucho / OGAWA Yuko 148

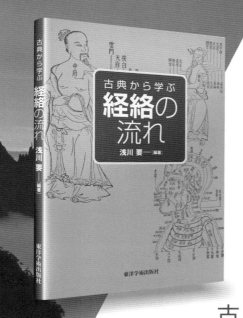

東洋医学にもとづく鍼灸治療を志すなら——

経絡流注の全貌を把握すべし。

経穴の主治に依拠するだけでなく、その経穴が
所属する経絡の流注に着目しなければならない。
さらに経絡流注の理解は、本経だけでなく
絡脈や経別も含めた全体的なもので
なければならない。

古典から学ぶ
経絡の流れ

浅川 要──[編著]

B5判／176頁／並製／2色刷／定価：本体2,800円+税

◆歴代の鍼灸書には、各経穴に「主治」と「刺灸手技」が記載されている。その主治の多く
は「経脈の通じる所は、主治の及ぶ所」といわれるように、経穴が所属する経絡の循行部
位における病症である。

◆つまり各経穴の主治を理解する際には、各経脈の循行を把握しなければならず、それは
本経だけでなく、絡脈や経別までを含めた全体的な経絡をとらえなければならない。

◆本書では経脈循行の理解を深められるよう、各経脈ごとに『素問』『霊枢』から、経絡の
循行に関する部分（経別・絡脈・経筋など）を取り出してまとめた。

◆さらに『類経』（明代・張介賓）から『霊枢』経脈篇の各経脈流注に関連する部分をそれ
に附し、日本語訳を施した。

◆鍼灸教育を補完するサブテキストとして活用していただきたい。

中医学を学ぶための雑誌『**中医臨床**』(季刊) ますます面白く、実用的な内容になっています。

東洋学術出版社

販売部：〒272-0021 千葉県市川市八幡2-16-15-405 電話047-321-4428
フリーダイヤルFAX 0120-727-060　E-mail:hanbai@chuui.co.jp
ホームページ http://www.chuui.co.jp

■インタビュー

鍼灸臨床研究のアウトラインと情報発信について

Clinical Research on Acupuncture and
Information Transmission

本特集では，日々更新される鍼灸研究の「最先端」ではなく，現代の鍼灸の姿—アウトラインを表わす「最前線」をテーマとした。鍼灸臨床研究はどのように行われ，その結果はどのように活用されているのだろうか？　鍼灸の臨床・研究・教育・情報発信などの場に携わってこられた山下先生に，鍼灸臨床研究の現状や，臨床家と研究の接点などについて聞いた。

聞き手：　　　紀野 江理 先生
オブザーバー：織田 浩子（編集部）
日　時：　　　平成30年2月16日

YAMASHITA Hitoshi | 山下　仁 先生
森ノ宮医療大学鍼灸情報センター

　紀野：私は現在，鍼灸の専門学校に勤務する傍ら，臨床にも携わっています。日頃，研究との接点があまりないので，鍼灸研究の最近の動向や，臨床家と研究の接点などについてお聞きしたいと思っています。
　はじめに，いま先生がなさっているのはどんな研究ですか？

鍼灸の安全性評価と事故防止システム作り

　山下：ひとつは，鍼灸の安全性に関する評価と，それを踏まえた安全性向上のための教育研究です。鍼灸にどれぐらいリスクがあって，どういう事象が起こっているのか，なぜその事象が起こったのかという情報収集をして分析し，発生を防止するためにどうするか，あるいは，発生したときにどういう対処をするかというシステムを作るための方法を考えています。

鍼灸の臨床的有用性の情報収集と情報発信

　山下：もう一つは鍼灸の臨床的有用性の情報収集活動と，それを冷静に解釈した上での情報発信です。鍼灸が効くのか効かないのか，効くのだったらどのようなときに効くのか，どの程度効くか事前に予測ができるのか，鍼のほうが良い場合と従来治療のほうが良い場合，両方合わせたらどの程度良くなるのか。そのような検証に直接関わる，または検証をした研究を収集し評価する活動をしています。実際に病院や施術所などで取った臨床データを用いた研究もしますが，最近は国内外で実施された臨床試験の文献を収集して，それらの質や信頼性を臨床鍼灸学の視点から冷静に解釈するような活動が主体となりつつあります。
　一般的に，臨床的エビデンスというのは臨床試験によって得られたデータのことを指す場合が多いのですけれども，世界中で実施され公表された臨床試験にはいろいろ矛盾や異質性もあるので，それらをあるルールに基づいて収集し，評価し，データ統合した上で，臨床的観点から解釈することが必要です。これはシステマティック・レビューおよびメタアナリシスという手法で，医療行政や医療政策決定者に対する説得力が一番強いのです。鍼灸が効いた

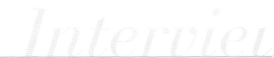

特集1　山下　仁｜鍼灸臨床研究のアウトラインと情報発信について

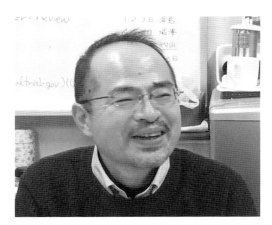

山下　仁（やました　ひとし）

1964年生まれ
1987年　明治鍼灸大学鍼灸学部鍼灸学科卒業，鍼灸師
1987年　愛媛県立中央病院東洋医学研究所　技師
　　　　（～1992）
1992年　筑波技術短期大学（2005年～筑波技術大学）
　　　　助手（～2006）
1999年　英国エクセター大学補完医学研究室　客員研究員（～2002）
2002年　博士（保健学）（東京大学）
1999年　東京大学医学部家族看護学教室　客員研究員
　　　　（～2003）
2007年　森ノ宮医療大学保健医療学部鍼灸学科　学科長・教授（～2013）
〈現　職〉森ノ宮医療大学大学院保健医療学研究科　研究科長・教授
　　　　森ノ宮医療大学鍼灸情報センター　センター長・教授
　　　　（公社）全日本鍼灸学会監事、（一社）エビデンスに基づく統合医療研究会（eBIM）副理事長、（一社）日本東洋医学会代議員。
〈連絡先〉〒559-8611 大阪市住之江区南港北1-26-16
〈ＵＲＬ〉http://mumsaic.jp/

という症例報告は後でお話ししますように鍼灸臨床研究の基本であり貴重なデータですが，それだけでは鍼灸業界の外にいる方々に十分な説得力を持って伝えることができません。

　EBMでは，コクランレビューというプロジェクトで実施され公表されたメタアナリシスの結果がしばしば医療における選択根拠として用いられています。ここには，たとえば片頭痛や慢性腰痛に対して鍼が効くのかといったことに対しても，エビデンス総体（統合されたエビデンス）が示してあります。これはコクランのグループがメタアナリシスをしているのですが，私たちは，そこに鍼灸をあまり知らないために不適切な解釈がなされたりしていないか検討したり，ほとんど日本語でしか発表されていない肩こりの鍼治療や円皮鍼などのデータを集めてメタアナリシスを実施したりもしています。

　紀野：ご自身の研究の他に，「森ノ宮医療大学鍼灸情報センター（http://mumsaic.jp）」の運営もされていますね。

鍼灸の学術情報に誰でもアクセスできる場

　山下：鍼灸情報センターを開設した理由のひとつは，鍼灸について広く知っていただきたい情報をどこかに蓄積して，患者さんも含め，どなたでも見られる場が一つ欲しかったことです。建造物や出版物がなくても，Web上に鍼灸情報センターを作れば，誰でもアクセスできて良いのではないかと思ったわけです。

　鍼灸の安全性のデータや有効性のデータを集めてメタアナリシスやシステマティック・レビューをしていると，たくさんの論文に目を通すことになります。「日本ではこう言われているが，海外では既にここまで行っている」あるいは「日本にはないけれども海外ではこんな鍼灸の副作用が起こっている」などの情報があっても，日本の鍼灸師や鍼灸に関心のある医師や医療従事者・患者さんが簡単にはアクセスできない論文が多いのです。専門的な学術雑誌に載っていたり，論文が英語で書かれていたりするからです。

　他にも，「森ノ宮医療学園はりきゅうミュージアム」に所蔵している史料を紹介したり，代田文誌先生に関する情報や臨床知識の整理と公開も予定しています。代田先生は森ノ宮医療学園の初代学監ですが，今の日本の鍼灸臨床のスタイルに大きな影響を与えた偉大な鍼灸師の一人です。日本の鍼灸が西洋医学と東洋医学の知識の両方を上手に折衷してやっているということ，あるいは患者さんとの関わ

インタビュー

特集1　鍼灸研究の最前線

りにおける個別のストーリーと解釈を重要視することなど，今日の日本鍼灸臨床の根底にある共通部分を作った人という意味で，かつて代田先生が書いたり話したりしたことには，現代の鍼灸師が再認識・再発見して臨床にもっと活用すべき珠玉の言葉やアイデアが詰まっているからです。

キーワードは情報

山下：先ほどお話した安全性，臨床的有用性，メタアナリシスなどに共通しているキーワードは，情報です。世の中にどれくらい鍼灸の情報があふれているかということをまず知って，それを吟味し，まとめることが必要だということです。

これまで，研究はオリジナルのデータを示したものが原著論文として最も高く評価されてきました。けれども，せっかく発表された研究も，後々読まれないのでは意味がありません。昔行われた研究も再度俎上に載せ，エビデンスの集積や統合という形で有効活用しなければなりません。ちなみに最近はシステマティック・レビューやメタアナリシスを「総説」ではなく「原著」に分類して掲載する医学学術雑誌が増えてきています。

ですから，情報を取ってきて，その情報を科学的・臨床的に吟味することが大事です。信頼のおけるもの，おけないものをよく分けて，「知っておいた方が良い」情報，もしくは「これは信頼できません」といった情報も含め，鍼灸情報センターとして提供していくつもりです。ただ，多忙な日常業務の余力として少数の臨床鍼灸学系教員・客員教員が活動していますので，サイトの情報更新がなかなか追いついていないのが現状です。むしろFacebook (https:www.facebook.com/mumsaic)とTwitter (https://twitter.com/MUMSAIC)の方が最近は情報発信数が多いのでフォローしてご覧いただければと思います。

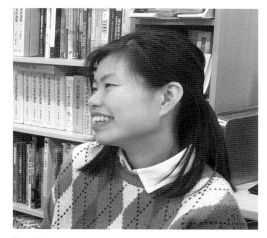

紀野 江理（きの えり）
1984年生まれ
2008年　森ノ宮医療学園専門学校卒業
2011年　森ノ宮医療学園専門学校勤務
〈現　職〉森ノ宮医療学園専門学校・森ノ宮医療大学附属はり・きゅうコスモス治療院勤務
〈連絡先〉〒537-0022 大阪府東成区中本4-1-8
〈Ｕ Ｒ Ｌ〉https://www.morinomiya.ac.jp/

一般公開されている情報

編集部：鍼灸の研究について一般の方が簡単にアクセスできるものを検索していたところ，「日本鍼灸エビデンスレポート・タスクフォース」[1]が出てきました。鍼灸情報センターが担当されたものですね。

山下：これは，厚労省の科研費で大阪大学の大野智先生が代表になって作った「『統合医療』情報発信サイト」[2]の一部です。もとは津谷喜一郎先生らが中心になって始めた，日本で行われた東洋医学系療法の臨床試験のエビデンスを集約するプロジェクトです。最初に「漢方治療エビデンスレポート」ができて，その後，鍼灸やマッサージなどについても作成されたのです。その中の鍼灸エビデンスレポートについて情報更新するにあたって，本学鍼灸情報センターが受注して実施し，納品したという形です。当センターで平成28年度まで勤務していた保坂政嘉助教（現在京都大学でEBM関連研究活動に従

事）が中心となってまとめてくれました。

FACT－Focus on Alternative and Complementary Therapies

編集部：もうひとつ，『医道の日本』誌に，『FACT』誌の翻訳がながらく連載されていました。これはどういうものだったのですか？

山下：『FACT』誌[3]はイギリスのエクセター大学のエザード・エルンスト教授が編集長となって始めたものです。エルンスト教授は，ヨーロッパで初めて大学の補完代替医療教室（寄付講座）の教授に就任した方です。もう退官されましたが，実は補完代替医療の臨床的エビデンスの弱さに対して非常に厳しい先生でした。日本でも翻訳・出版されている『代替医療のトリック』[4]も，エルンスト教授とサイモン・シン氏の二人が書いたものです。『FACT』は事実という意味の英単語とFocus on Alternative and Complementary Therapiesの略をかけているものです。世界中で発表されている補完代替医療の論文に対して，新知見や研究方法論上の問題点についてコメントをつけ，著者に対しても反論する機会を与えて，それを掲載するというのが『FACT』誌の目的だったのです。十数年続いて，エクセター大学の補完代替医療教室がエルンスト教授の退官に伴って閉じた後も出版社が引き継いで発行していたのですが，おそらくはマンパワー不足と，同様の役割を果たすウェブサイトが増えてきたことなどの背景から，今は廃刊になっています。

当時これに津谷喜一郎先生や川喜田健司先生，医道の日本社が注目して，鍼灸に関する記事だけを抽出し，日本語に翻訳して紹介していたのです。私もエクセター大学の研究員OBだったのでこのFACT誌の編集委員などをやらせてもらって，一時期自分でも記事を書いたりしていたのですが，一般の臨床鍼灸師の方々にとっては少し難しく，読んですぐ分かるという形ではなかったのではないかと思います。

編集部：『医道の日本』誌での連載[5]では，大勢の先生方が翻訳に携わっておられました。

山下：日本語訳を担当した先生方にとっては良い勉強になったのではないかと思います。しかし，ある程度鍼灸の研究に対して共通言語を持っていないと，掲載された記事を読む側にとっては難しかったのではないかと思います。やはりそれぞれの分野で専門用語がありますので。

紀野：では，鍼灸情報センターとしては，専門用語などの垣根を低くして公開するというのも目的なのですか。

医療情報を読み解くためには
ヘルスリテラシーが必要

山下：そうなのですけれども，これがなかなか難しいのです。たとえばTwitterやFacebookを使うにも，ある程度の情報リテラシー（適切に理解・解釈・分析し，使いこなす力）がなければ難しいですよね。全くそれと同じで，ヘルスリテラシーすなわち健康情報リテラシーがある程度なければ，提供された情報を正しく読み解くことは難しいです。それができるようになるためには，例えば学会や卒後研修などで，少しはそういう勉強をしてもらう必要があります。

森ノ宮医療大学の大学院には鍼灸師，看護師，理学療法士，柔道整復師など様々なパラメディカルの方たちが集まってきますので，1年生の前期に必修科目の「保健医療研究方法論」と「代替・統合医療特論」で，ヘルスリテラシーについて基本的なことを学んでもらいます。まずはこれを身につけてもらわないと，何の素地もなしに大学院で保健医療の研究をしたり高度医療専門職を目指したりすることはなかなか難しいのです。

編集部：これからヘルスリテラシーを身に付けたいというとき，最初に読む教科書のようなものはあるのですか。

インタビュー

山下：いろいろあると思いますし私もすべてを把握してはいませんが，今年度，本学の院生に推薦したのは，神田善伸先生の『みんなのEBMと臨床研究』[6]です。

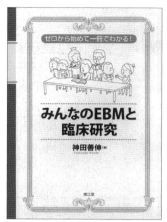

写真：神田善伸　みんなのEBMと臨床研究

臨床家や患者にもヘルスリテラシーは必要

紀野：医療系の勉強だけではなくて，研究用の勉強が要るということですか。

山下：研究用とか研究者に限ったことではなくて，臨床家，あるいは患者さんおよびその家族にも必要な基本的知識になりつつあります。医療を行うにあたっては，患者さんに対して正しい，信頼のおける情報を提供したり，成功率の高い治療法を選んだりする義務や責任があるわけです。研究者は研究をして情報を提供するわけですが，その情報を使う側の人たちは，それを読み取るための手法や基本用語を知っている必要があるということですね。ですから，これは研究というよりは臨床実践，患者さんからすれば自分の健康を守るための「読み・書き・そろばん」のようなものです。

たとえば文学者が辞書を作るときには，いろいろ専門的なノウハウが必要ですが，それを使う人たちは，別にその過程を知る必要はありません。知りたい言葉を調べるための辞書の引き方が分かれば良いのです。辞書の使い方が分かれば知りたい言葉の正しい意味がわかるということですね。そういう意味では，情報を使う側はそれを作るための研究についてすべてを知っていないといけないわけではなく，情報を正しく理解するための最低限のルールを知っていればいいのです。

紀野：少し敷居が高いですね。

山下：でも，やはり医療従事者である限りは，その敷居はそんなに低くてはいけません。少なくとも患者さんより高くなければいけないはずです。昔から「読み・書き・そろばん」を学ぶために寺子屋に通ったように，医療従事者も卒前・卒後・生涯教育をしっかり受けてヘルスリテラシーを身に付ける義務と責任があると思います。

紀野：確かにそうですね。

山下：そういう意味で，今の鍼灸の専門学校，あるいは大学の授業や教科書にヘルスリテラシーに関わる内容，あるいはEBMに関わる内容が非常に少ないのは，やはり医療の専門家としての教育が十分に提供されていないということです。もしも学校で教えられないのだったら，卒後の継続教育や生涯教育で補ってもらわなければいけません。

研究と臨床はどうつながるか

紀野：それでは，臨床と研究はどうつながるのでしょうか。臨床現場からは，研究は，やや遠いところで行われていることのように思えるのです。先生からご覧になって，いかがですか。

山下：まず，鍼灸の臨床と研究の関係は，医学，特に創薬などを中心とした臨床と研究の関係とは異なるところがあります。

医学の研究には，大きく分けて基礎研究と臨床研究があります。基礎研究では生命活動のメカニズムや病気の原因などを調べ，そして，そのメカニズムに適合するような解決法を見つけて，治療法を開発し，臨床研究ではその治療法が本当に効くのかどうかを検証します。そして，臨床実践で広く使われる

ようになるわけです。現代西洋医学ではそのような順序で研究と臨床がつながっているわけです。

一方，鍼灸の場合は理論や技術の多くがもう既に開発され広く使われているので，今まで使われてきたものが，果たして本当に役に立っているのか，役に立っているのであれば，どの程度，どういう病態あるいは臨床的側面に役立つのかを検証する臨床研究，すなわち現象論としての確認が第一です。そしてそこで臨床効果に鍼灸が関係しているということが確認されたならば，次はなぜ効くのかということを探る基礎研究，すなわちメカニズム論を追究することになります。創薬とは逆のステップになりますね。

1990年代まではメカニズム論重視

山下：基礎研究は主としてメカニズム論，臨床研究は主として現象論の立場から検証するものです。1990年代まではメカニズム論の立場から実施した基礎研究こそが研究であるという風潮がありました。鍼をしたら血管が拡張した，血流が増加した，ある物質が多く観察されたというようなことをラットやヒトで確認して，だから鍼は効くという解釈につなげていたのです。ところが，その後EBMの考え方が広まってきて，メカニズムで論じてつじつまが合っても，それが本当に臨床的に有益な結果につながるのかは分からないから，放っておいたよりも鍼灸をした方が良くなるとか，偽の治療よりも本当の鍼灸治療の方が良くなるということを検証する，現象論の立場から実施した臨床研究の結果の提示が優先されるようになってきたのです。

ですから，年配の研究者は，今でも鍼灸の臨床研究を発表していると，そのメカニズムはどういうことなのですかと聞いてこられることが多いです。メカニズム論中心の時代に生きてきたからです。でも，ある世代より下の，EBMの考え方が定着している人たちの臨床研究発表に対する問いは，メカニズムは置いておいて，まずは確かに臨床的に差があったかどうか検証できるような方法論を用いたかというポイントを突いてきます。

紀野：その変換点には何があったのですか。

EBMの到来

山下：昔から臨床薬理学では，ある薬が効くか効かないかを，使った場合と使わない場合，または使った場合と偽薬の場合で比較しましょうという考え方がずっとあったのです。けれども，全体としてはなぜかメカニズムの方が重視されてきました。そのような中で，エビデンスに基づく医療，すなわちEBMという言葉ができた途端に，臨床薬理学の世界だけではなく医療全般で臨床試験の考え方が重要であると多くの人たちが気づくようになりました。それまでは，例えば病院で行われる医療の中にも，すごくお金がかかって，やっても大して意味がないのに昔から引き継がれてきたような手順があったり，逆に必要な処置でも偉い先生がやらないので自分もやらないといった，良くない因習もあったようです。

紀野：医療でもそのようなことがあったのですか。

山下：医療にこそあったのです。師匠と弟子の世界ですから。それが，EBMが定着してからは，偉い先生が言ったからではなくて証拠を重視しましょうという，いわば当然のことをやり始めたのです。それが1990年代です。ただし，EBMも成熟しているわけではなく，一つの転換点が1990年だったけれども，まだ医療の中のほんの一部に質の高いエビデンスと言えるようなデータがあって，それ以外は質の低いエビデンスがほとんどです。ただ，EBMというキーワードをもとに，研究と臨床がより近くなったという感覚はあります。

質の高いエビデンスとは

編集部：それでは，質の高いエビデンスというのは，どういうところで測られるものですか。

山下：すごく簡単に言うと，比較をしているかどうかということです。つまり，対照群を設定しているかどうか。鍼をした場合としない場合とか，鍼をした場合と薬を使った場合，鍼をした場合と偽の鍼をした場合など，何かと比較して差があるかどうかというところが一つ。

次に，きちんとした手続きができているか。たとえば鍼びいきの人が鍼の研究をして「ほら，効いたでしょう」というような主張をして，患者さんを誘導してしまうようなことがあっては信頼されません。質の良いデータとはいえないですね。また，患者さんがどちらの治療を受けているか知らない，治療者がどちらの治療をしているか知らない，あるいは統計学的な処理が正しい，そういったいつくかの重要な条件が全てクリアできていれば，質の高いエビデンスを示したデータということになるわけです。

利益相反・出版バイアス

編集部：利益相反がないか，事前登録されているかということもそうですか。

山下：そうです。そこには研究的というより，倫理的な要素が関わってくるわけですけれども，とても重要な部分です。たとえば鍼灸師の集団が臨床試験をして鍼灸が効いたと発表するよりも，鍼灸が大嫌いな医師の集団がやったのに，それでも鍼灸が効いてしまったと報告される場合の方が，おそらく世間からは信頼されますよね。利益相反は，全ての研究活動に大きなバイアスをもたらす可能性があるということです。

編集部：出版バイアスという言葉もありますね。研究が行われても，結果によってはそれが発表されないことがあるのですね。

山下：研究をしていてつくづく実感したことは，どれぐらい実直に研究をしてどれぐらい正直に公表するかがとても大事だということです。鍼灸業界にいるから鍼灸が良いという研究結果を得なければならないなどと考えていれば研究にはなりません。それでは鍼灸業界にいる研究者の成果発表が信頼されなくなるのです。都合の悪いデータを出さないというのはどこの世界でもあることで，「ディオバン事件」（注）ではそれを改ざんして大きな問題になりましたけれども，研究不正と利益相反の関係は非常に大きな問題です。

たとえば鍼灸で気胸が起きたという症例の調査研究は，鍼灸業界としてはあまり世間に出したくないデータかもしれませんが，そうしたものもきちんと出して分析をし，今後の対策を考察するということは重要な研究であり，企業や業団の倫理でもあるのです。その典型的な例が，企業の製品リコールです。最近では，鍼のメーカーが，特定のロットに太さの違うものが混じっているということで回収したことがPMDA（医薬品医療機器総合機構）から発表されました。昭和時代だったら，この会社はけしからん，そういうことのない会社のものを買おうという動きになったかもしれませんが，今の時代はそうではなく，正直な会社だからこの会社から買えば安心だと評価されます。だから企業のほうも積極的にリコールをするわけですね。

それは，研究と臨床や業界団体の活動にもそのまま当てはまります。鍼灸のリスクに関しても，まず公表して，鍼灸師は卒後研修でリスク管理，患者安全管理のための勉強をしています，あるいは，認定鍼灸師はこういうことを修めた人たちですというようなことを，業界として周知していかなければなりません。その知識と技術のベースになるのが，臨床に近い研究ということになります。

私が注力しているのはそのような側面で，これまでの研究者像からみればサイエンティストではないと言われるかもしれませんが，最近はそのような

見方もなくなり，公正な研究に対する世間の意識も高まってきたので，森ノ宮医療大学大学院の博士後期課程のディプロマポリシーの一つにも研究倫理を含めています。理学療法士は理学療法士の，鍼灸師は鍼灸師の業界にいるので，そのような方たちが大学院で研究をしたときにも，業界のしがらみとは関係なく公正な研究をしてほしいということです。

紀野：周りの研究者の方々の動向はどうですか。やはりそういった研究倫理に注目されているのですか。

山下：それはもう基本ですね。研究は研究倫理を身に付けた人がやる，倫理委員会の承認を受けてから開始するといったような基本的なことは，いわゆるプロの研究者でなくても，学会で発表しようとしている臨床家や学生も含めて皆が知っていなければいけないということです。

注）高血圧治療薬ディオバンの臨床研究に製薬会社社員が身分を隠して統計解析者として関与した研究不正事件。臨床研究の結果を発表した論文のデータに問題があったとして一連の論文が撤回された。

倫理委員会

編集部：そうすると，臨床家が研究に参加したい場合には，倫理委員会に通すという段階で敷居が高いのではないかと思うのですが，その場合はどうしたら良いのでしょうか。

山下：そうですね。臨床家が研究をするに当たって，倫理委員会がないので，全日本鍼灸学会にそういう機関を置いてほしいという要望があったのですが，さまざまな研究が出てくる中で，それをしっかりと審査できるだけの時間とエネルギー，専門性の全てを兼ね備えた機関を設けることは全日本鍼灸学会の規模では難しいのです。研究の基礎的なルールを身に付けていない人が倫理申請してきた案件があったとして，それは倫理委員会を通すことも難しいし，指導することも難しいでしょう。ですから，臨床家は，倫理審査が必要となるような研究を行う場合は教育研究機関の方たちと組んで，最低限守るべきルールを学んで研究してもらうという方向ではないかと思います。

臨床研究デザインの良し悪しとは

編集部：臨床研究のデザインの善し悪しというのはどんなことなのですか。

山下：それは一言ではなかなか言えませんけれども，一般的に臨床研究のデザインでは，エビデンスのヒエラルキーが決まっていて，まずは対照群と比較しているかどうかということですね。対照群と比較しなければ，放っておいても良くなったのではないですかと言われるので。

それから，後ろ向きか前向きかということです。後ろ向きというのは，過去のもの，たとえば，ある臨床施設のカルテを調べたら関節リウマチの例が100例ありました，その中で鍼灸を行った例のほうが改善していたとか，こういうタイプや症状には鍼灸が効いたがこういう場合は効かなかったといった傾向を分析するような観察研究です。しかし，過去のデータですから最初から決めた項目を記録しているわけではありません。後ろ向き研究というのは前向き研究よりも劣っているといわれます。前向き研究は，計画を立てて決められたデータが取れるし，結果が出る前に研究計画が示されている点が評価されるのです。

あとは，患者を各群にランダムに割り付けたかどうか，プラセボ効果がどれぐらいあるのか検討されたかなどが臨床研究デザインの質として重要視されます。プラセボ効果の検討は，治療を受けている人たちがブラインドされているかということです。自分が本物の治療と偽物の治療のどちらを受けているか分からなければ，思い込み，心理的作用を越えて本物の治療が効いているかどうか検証できるというわけです。もちろん，適切な統計解析法を選択しているかということも重要です。

インタビュー

研究にも流行がある？

編集部：基礎研究と臨床研究とには，それぞれ流行のようなものがあるのですか？

山下：基礎研究のことは詳しくないのですが，「鍼刺激による局所鎮痛にアデノシンA1受容体が関与している」ことは『Nature Neuroscience』誌[7]などに載ったし，局所の鎮痛のメカニズムを説明する上で，ひとつの希望ですね（25頁）。これまでは，鍼灸刺激を行った局所付近での鎮痛メカニズムの説明が十分でなかったのです。多くの臨床研究で臨床的エビデンスが示され，鍼による鎮痛効果が現象論として確かめられた今，次はメカニズム論を詰めていく段階にきた鍼灸研究領域のひとつです。

臨床研究については，トレンドがあるのかどうかはちょっと分からないですが，個人的には，緩和ケアや在宅ケアの場面で鍼がどのように役に立つのか，データが集まってきたらいいのではないかと思います。

プラセボ効果の問題

山下：研究と臨床の両方を見てきた鍼灸師として言いたいことは，鍼はプラセボ効果を超えるのかといった議論に対する意見です。手術も理学療法もマッサージも，薬物療法でない治療法の多くは完全なプラセボ群ができないはずなのですが，なぜ鍼だけが薬の臨床試験に合わせてプラセボ対照群を設定しなければ厳しく指摘されるのか，多くの鍼灸研究者が疑問を感じるようになってきています。最近は，プラセボ効果込みでも，従来の治療を上回る臨床的な改善が見られるならば，とりあえず使っていいのではないのかという考え方や主張が広まってきていると思います。

その一方で，極度に信じ込む人は宗教や祈りだけで極端に症状や所見が改善してしまうこともあります。このような場合，苦痛が楽になるために癌など重要な疾患を発見する機会を逃してしまう危険性があります。ですから，プラセボ効果込みで評価しても良いではないかという考えと同時に，プラセボ効果がなくてもその治療は効くのか，すなわち「特異的効果」があるのかということも問い続けなければ，鍼灸が宗教や祈りと同じ次元の癒しの手法に分類されてしまう恐れがあるということです。

ある鍼灸師と別の鍼灸師で，同じ鍼をやっても効果に差があるのは何故でしょうか。技術に差がある

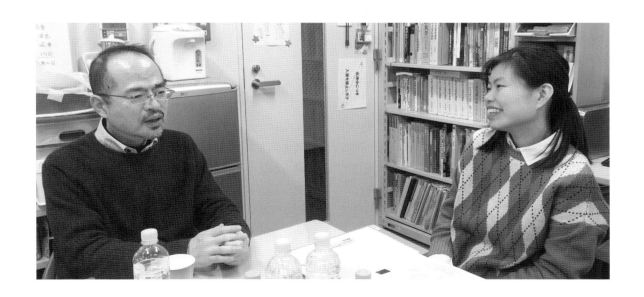

ということもあるでしょう。しかし，医師の中にも，きっと同じ薬を処方して上手に効かせられる医師とそうでない医師がいると思います。それは，その薬が治験によってプラセボよりも効くということが分かった上で，さらにそれ以上に薬を「効かせて」いるわけです。鍼の場合にも鍼が本当に効くことを証明し確信した上で，さらに心理効果や期待や安心による上乗せをして効かせることは臨床的に重要ですし，そこは倫理的にも許されると私は考えています。ですから，プラセボ効果込みでの効果検証とプラセボ効果を抜いたときの効果検証を両輪として研究していかなければ，鍼灸は怪しいところに足を踏み込んでしまう恐れがあるということです。

鍼灸臨床に直結するエビデンスを示した症例集積研究

山下：東京大学の鍼灸研究グループは，物療内科だった1980年代から，ある疾患を病態や病期で分類して，こういう病態には何％効きました，こういう病期だと何％，でも，この病期まで行ったら鍼はもう効かないというような，臨床に直結するデータを整理して発表してきました。これは自然治癒やプラセボ効果を含めた検討ですから鍼の特異的効果があるかどうかという論点ではないのですが，現実の鍼灸臨床で目の前の患者さんがこの後どれくらい良くなるのかを予測するにあたってとても重要な情報を与えてくれました。穿った見方をすれば，鍼をしようがしまいがという部分もあるけれども，少なくとも臨床家としては，「この徴候があってこの程度の重症度であれば気を付けなければいけない」とか，「この病態と病期だったら1カ月は鍼灸だけで試してみよう」などと自信をもって判断するにあたって後押ししてくれる貴重なエビデンスの提示であり，当時画期的だったと記憶しています。

編集部：粕谷大智先生のおられるところですか。

山下：そうですね。最初に本格的にそのような活動を始めたのは，おそらく現在東京有明医療大学の教授をしておられる坂井友実先生でしょうね。粕谷先生らを指導しながら，東大物療内科の中でそういう形の研究を推進されたのでしょう。何度も言いますが，このタイプの研究は鍼の特異的効果（鍼をやったからこそ効いたのはどの程度か）を検証するものとは違います。しかし，たとえば将来，このタイプの腰痛の約80％は，週に2回の鍼を2週間することで腰痛スコアが何％まで改善するといった，鍼灸の標準治療策定に必要なデータに発展するのではないかという希望を持たせてくれます。そうすれば予後推定が正確になり，患者さんへの説明に役立ちます。

臨床家が鍼灸臨床研究をするなら

紀野：臨床家と研究という視点から見た場合，臨床家が鍼灸の臨床研究をするならどういう手法があるのでしょうか。

山下：それはもちろんその臨床家がどれぐらい研究について理解しているか，場合によっては大学院にまで行って手法を習うということもあるでしょうが，日常臨床の中でどの程度の研究活動ができるかという質問と仮定した場合は，まずはやはり一症例をきちんと書いて伝えていくということだと思うのです。大学や規模の大きい医療機関で行われる複雑で高価な臨床研究も，その最初のきっかけを作るのは臨床家であり，日常臨床の中でこんな病気に対してこういう鍼をしたらこんなに症状が良くなったという発見と記録と報告から始まるわけですよ。そこに新奇性や有益性に関してインパクトがあれば多くの臨床家や研究者が興味を持って再現性を検討し始め，10例集めてみてどうか，50例集めてみてどうか，他の治療と比較してどうか，といった具合に発展し，ついには大学や医療機関で臨床試験を実施するところまで至るのです。まずは一症例報告，そして次は同じような症例を複数集めて

インタビュー

検討する症例集積，ここまでは臨床家が日常臨床プラス最低限のルールを知ることで実践できる臨床研究です。一症例報告や症例集積のデータのまとめ方や発表方法については，今ならWeb上でインストラクションしてくれるサイトがたくさんあると思います。

編集部：研究手法や研究倫理の最低限のルールを守って，日常臨床での発見を発表することによって，臨床家が鍼灸の良質のエビデンスを作る最初の一歩を踏み出すのですね。

Web上のツールと用語集

紀野：Web上には研究の用語や解説などもあるのですか。

山下：用語集や研究手順などは調べられると思います。全日本鍼灸学会の用語集ももちろんありますけれども。何年か前までは，学術大会の抄録の後ろに用語集が付いていました[8]。あれはすごく勉強になりますよ。『医道の日本』誌でも安全性やEBMの用語解説の特集がありましたね[9]。

山下先生の臨床と研究

紀野：先生は臨床家で，研究者でもいらっしゃるのですが，なぜ臨床から研究に行かれたのか。しかも，その研究はまた臨床に近いところに戻ってきておられるのですが，それはなぜなのですか？

山下：もともとは研究に興味があって鍼灸の大学へ行ったのです。学生時代のゼミでは森 和先生と矢野 忠先生の教室で実験の手伝いなどもしていたのです。その頃，鍼灸の大学院はまだありませんでした。それで卒業後は出身地である愛媛県の県立中央病院に東洋医学研究所の職があるということで地元に戻りまして，所長の光藤英彦先生に師事したのです。東大医学部を卒業した医師である光藤先生は，鍼灸は主として代田文誌先生から学ばれました。研究所では光藤先生の臨床と研究の助手をしていたので，本当にさまざまな患者さんが来られて，勉強になりました。そこで臨床をやっているうちに臨床の面白さと古典の面白さを知って，当時は勤務時間中も余裕があったので，『黄帝内経』や江戸時代の鍼灸書を好んで読んでいました。愛媛にいた5年間は，臨床と古典に没頭していたのです。

紀野：そうなのですか。

山下：『素問』を読み終えて『霊枢』の九鍼十二原篇の解釈にハマっていた頃に，西條一止先生にチャンスをいただき筑波技術短期大学（後の筑波技術大学）に移りました。筑波では臨床施設に配属されて，今度は臨床と実験に没頭する生活が始まりました。ウサギにお灸を据えて抗体を測定したりするのですが，動物実験では個体差がないという前提ですが，お灸を熱がるウサギも黙って耐えるウサギもいたし，耳介動脈からの採血が容易なウサギも困難なウサギもいたし，やはり臨床を知った者としては個体差が気になりました。ウサギを使った実験は楽しかったですが，徐々に実験後に処分されるウサギがかわいそうになり，動物実験から遠ざかりました。その後は人を対象としたデータ収集の方へシフトしていきました。

筑波でも本当に多様な患者さんを診させてもらいました。筑波大学病院や地域のクリニックなどから紹介があるので，本当に珍しい疾患の患者さんや難治性の患者さん，入院中に外出届を出して治療を受けにくる患者さんなどと接して多くのことを教わることができ，とても勉強になりました。

筑波技術短期大学に来て8年目に，さきほどお話したイギリスのエクセター大学に客員研究員として1年間滞在する機会を得て，補完代替医療領域でのEBM草創期を見て，2000年代に入ってからはそういう活動を始めました。ですから，研究ではありますけれども，実験ではなくて，実際の患者さんを対象にしたデータをどう見ていくか，論文をどう読み取っていくかなど，そういう方向へシフトしてきた

のです。早い時期にEBMの波にのまれた一人です。

紀野：イギリスでEBMに出会われたのですね。

山下：いえ、それ以前にも、津谷喜一郎先生や川喜田健司先生、七堂利幸先生たちが、日本国内でEBMに関する知識は紹介して下さっていたのです。でも、なにやら堅苦しい難しいことをおっしゃるなと思って、その意図するところまでは理解できていなかったのです。

若手の会

編集部：津谷先生や川喜田先生、七堂先生がEBMのことをおっしゃっていたのは「若手の会」（鍼灸若手研究者の会）ではありませんか？

山下：そうです。もちろん全日本鍼灸学会でも啓発活動をされていましたが、若手の会のほうが、インパクトがありました。1990年ぐらいから形井秀一先生や北小路博司先生が始めた若手の鍼灸研究者の交流の会ですが、93年ぐらいからEBMや臨床試験などの話が出てきて、この研究会がまさに日本の鍼灸界におけるEBMの火付け役でした。津嘉山洋先生、鍋田智之先生や坂口俊二先生、江川雅人先生、福田文彦先生、そして私も含め、そこで大勢の臨床研究者が育てられたのですよ。いわば鍼灸臨床研究の「虎の穴」だったのです。虎の穴って分からないですか（笑）。

紀野：何となく分かりますけれども、教員の先生方の集まりだったのですか？

山下：教員が多かったのですが、大学院生や研修生や一部学生や臨床家などもいました。伊藤和憲先生や鈴木雅雄先生など、今、鍼灸の研究で活躍している方たちも、「若手の会」に大学院生として参加していましたね。

日常臨床の中にある研究テーマ

山下：筑波の臨床施設では主任が津嘉山先生で、私はその補佐のような仕事をしていましたので、鍼灸施術で事故が起きると、私たちが保険会社や家族と話をしなければなりませんでした。とても気が重い仕事ですから、なるべくそのような事態に陥ることを避けたい一心で安全性の評価や管理を一生懸命するようになりました。結局は日常業務の中から生まれた研究テーマだったのです。

編集部：日常臨床業務から始まる臨床研究の中には、たとえば病院では他の医療職との共同研究の可能性もあると思いますが、鍼灸では難しいのでしょうか。

山下：鍼灸臨床でパーキンソン病や関節リウマチ、椎間板ヘルニア、あるいは癌などの症例集積研究をするといっても、それぞれの専門の医師や医療従事者たちと組まなければ、うまく進まないです。血液検査や画像診断などのデータを検討しなければ病態分類や病期がわからない疾患も多いですし、同じ疾患でも鍼灸院に歩いて来る患者さんと入院や寝たきりの患者さんでは状況がだいぶ異なります。鍼灸施術についても感染制御について留意しなければならないレベルなどが違います。ある疾患や病態について多数の多様な状態を診ている専門家と組まなければ、深みのある、説得力のある、医療全般で本当に使える研究成果というのは出てきません。臨床研究は、やはり最後は患者さんに還元されるべきであり、鍼灸界だけの自己満足になってしまってはいけません。その意味でも、今後の鍼灸臨床研究は多職種連携の中で行う方が発展できると思います。

編集部：すると、やはり伝え方やコミュニケーションはかなり大事ということですね。

山下：臨床研究をするなら、やはりコミュニケーションが必要です。これからは在宅ケアチームの中で鍼灸師が活動できる可能性も開けてきましたね。介護や高齢者のケアにおいては、どうしてもケアマネジャーをはじめ、他の医療福祉の職種の方々とつながらなければいけない。それは良いきっかけだと

思いますし，そうした中から今後の日本の超高齢化社会の役に立つ鍼灸の臨床研究が出てくる可能性がたくさんあるのではないかなと思っています。

紀野：そうですね。これまで鍼灸院に来なかったような患者さんにも触れる機会が増えますね。

これから鍼灸の臨床研究を始める方へ

紀野：これから鍼灸の臨床研究などをされる，あるいは関心がある方に何かメッセージを頂ければ。

山下：研究は大がかりなものから日常臨床の中での発見まで幅広いですから，その敷居を自分で勝手に高く設定しないでほしいです。日々が臨床活動中心の鍼灸師なら，まずは一症例検討を極めてほしいです。それを極めたら，いろいろなチャンネルが広がりますから。大学院への進学を考えるのもいいでしょうし，一症例から臨床試験に発展する可能性がある場合はそういうチームに参加するのもいいでしょう。他職種との連携のチャンスを探るならば地域医療の勉強会に参加すれば，さまざまな出会いの機会があると思います。まずは自分で出会った患者さんを徹底的に観察し，鍼灸師としてできる限りの診察，施術，観察，記録，分析を行い，その患者さんのもつ疾患や症状や標準的治療についてしっかり調べて，正確な記録にもとづく深い洞察をした一症例報告をしてほしいです。アドバイスというよりも個人的な希望ですかね。

紀野：先生が一症例を極めるとおっしゃるのは，どのようなレベルなのですか。

山下：当の鍼灸師と患者の間で納得できるだけではなく，その場面を直接見ていない他の人たちや，鍼灸師でない他の医療従事者にも影響力があるような情報発信をしてほしいのです。外の世界にも通用するような観察眼，分析力，そして情報発信力を持ってほしいですね。

紀野：今日はありがとうございました。

参考文献

1）http://www.ejim.ncgg.go.jp/doc/pdf/h91.pdf
2）http://www.ejim.ncgg.go.jp/public/index.html
3）http://onlinelibrary.wiley.com/journal/10.1111/（ISSN）2042-7166
4）エツァート・エルンスト，サイモン・シン：代替医療解剖．新潮，2010（文庫本は代替医療解剖．新潮社，2013）
5）http://www.idononippon.com/information/factj/
6）神田善伸：みんなのEBMと臨床研究．南江堂，2016
7）https://www.nature.com/neuro/
8）第59回学術大会抄録号（全日本鍼灸学会雑誌60巻3号，2010年）
9）鍼灸用語トレンド321．医道の日本，2011年3月号

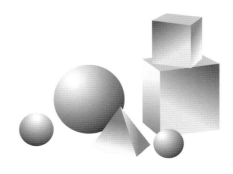

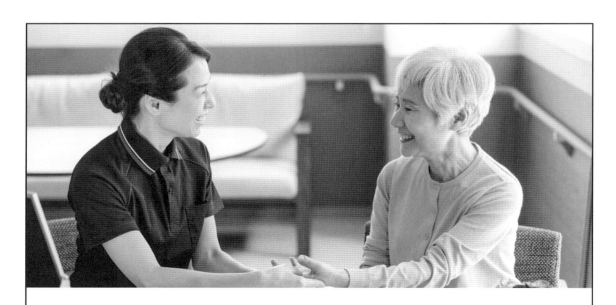

先生の往療での
悩みは何ですか？

効果的な皮膚刺激を与えるために開発された微細突起による鍼治療。

皮膚を侵襲しない安全な製品なので、往療を望まれる高齢者の方にも安心して使用できます。

ソマニクスHPの医療従事者専用ページでは、東京都健康長寿医療センター研究所との共同研究に関する情報などを掲載中！

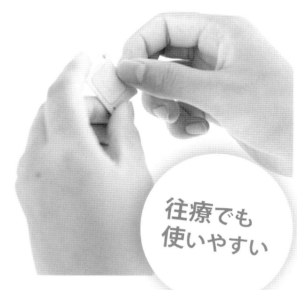

往療でも
使いやすい

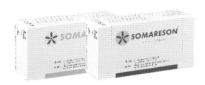

ソマセプト・ソマレゾンは、一般医療機器。
非能動型接触**鍼**として登録されている、はり又はきゅう用器具です。

東洋レヂン株式会社
医療機器製造販売業許可番号：22B3X10002
ソマニクスHP：http://somaniks.jp

SOMANIKS®
Catch The Voice Of SKIN

特集1 アラカルト

今，読むべき海外論文

Oversea reports we should need to read now

京都府立医科大学 在宅チーム医療推進学 建部 陽嗣 TATEBE Harutsugu

Keywords 英語論文，鍼灸，PubMed，世界的動向，エビデンス
English report, acupuncture/moxibustion, Pubmed, world trend, evidence

筆者は，2011年から海外論文を解説する連載を執筆してきた。鍼灸に関する英語論文は1972年から増え始め，1997年のNIH合意声明以降さらに増えた。今日では文献検索サイトPubMedで題名にacupuncture（鍼治療）を含むものだけでも，年600本ほどの論文がヒットするようになった。これらの中から，いま読んでおくべきだと思う論文をいくつか選んで紹介する。

はじめに

他誌ではあるが，海外論文を解説する連載『鍼灸ワールドコラム』を始めたのが2011年6月のことである。2018年2月1日現在で81回を数えるまでになり，多くの論文を紹介してきた[1]。この連載は，Nature Neuroscience誌に掲載された「Adenosine A1 receptors mediate local antinociceptive effects of acupuncture（鍼刺激による局所鎮痛にアデノシンA1受容体が関与している）」がきっかけである[2]。それまでの鍼鎮痛機序は中枢でのオピオイドを介した下行性疼痛抑制系が主であったのだが，この論文の登場により，初めて痛いところに鍼を刺す理由が説明できるようになったのだ。論文が公開されたとき，筆者は得も言われぬ興奮を覚えたのだが，周りにこの論文を読んだ人があまりにも少なかったことに愕然とした。あれから6年以上の月日が過ぎたが，状況は変わらない。鍼灸界には論文を読むことに対する拒絶反応があるようにさえ感じる。ただ，論文には新たな知見・エビデンスがあふれており，臨床に活かすヒントを与えてくれる。興味のある論文が1つでもあれば，ぜひ英語論文を読むことにチャレンジしていただきたい。

現在（2018年1月31日），文献検索サイトPubMedを用いて「acupunctur*（鍼治療）」の言葉がタイトルに入っている英語論文を検索すると8915本がヒットする。最も古いものは1827年までさかのぼる。その後，数年～数十年に1本の割合で英語論文が散見されるが，論文数は少ないままであった。状況が変わったのは1972年のことである。第1の変革期ともいえるこの年は，そう，ニクソン大統領の訪中の年である。それからは50～100本程度の英語論文が毎年出されるようになる。そして，第2の変革期といえるのが1998年だろう。前年にNIH（アメリカ国立衛生研究所）から鍼に関する合意声明が出され，JAMA誌にその内容が詳細に掲載された

年である[3]。それからは，英語論文数は右肩上がりに増え続け，現在では，年600本もの論文がヒットするようになった(図1)。この流れは今後も続くであろう。21世紀以降，毎年，鍼に関する多くの新たな知見が次々に発表されている時代に突入しているのである。

このような状況を詳しく調査した論文も存在する[4][5]。その中で明らかとなったことは，日本が他の国から引き離されているという現実である。Maらの調査によると，1995年以降，英語の論文数は毎年10.7％の伸び率で伸びている。特に，1995年には7.4％しかなかったランダム化比較試験（RCT）は，2014年には20.3％となった。鍼の研究は60カ国で行われており，英語論文数が最も多かったのは中国で27.1％，次いでアメリカ（26.9％），イギリス（12.7％）と続き，日本は第5位であった（3.8％）（表1）。しかし，Kungらの調査では，中国（27.9％），アメリカ（22.0％），韓国（9.5％），イギリス（8.5％）の順であり，日本は第7位（4.7％）であった。この違いは，調べる期間，調べる方法の違いによる。ただし，中国から出される論文数が圧倒的に多いことに変わりはない。興味深いことは，論文数の伸び率の違いである。各国10％程度の伸び率であり，韓国に至っては20％を超える。一方，日本は7.6％と伸び悩んでいる。海外では，研究基盤が整っている大学が鍼灸の研究・臨床をおこなっている。事実，中国や韓国では，大学ランキングでも上位にランクされる大学から多くの鍼論文が発表される。韓国で最も多くの論文が発表されている慶熙大学校や，中国で多くの論文を発表している復旦大学などは，大学ランキング上位の常連校である。そのほかにも医科大学の名前を多くみる。日本の状況とは明らかに違うのである。

それでも，「中国の論文は怪しい」などの声も聞く。確かに，1998年，Vickersらは中国から出される論文の陽性率の異常な高さを指摘している[6]。これは，1997年に出されたNIH合意声明の参考にされた論文の信憑性にもかかわる。ただし，これは日本でも同じことがいえると指摘されていた。中国では，2001年からEBMに焦点を当てた学術誌が立て続けに発刊され，中国伝統医学でも疫学やEBMに対する教育が義務化されるようになるとともに，研究チームも国レベルで発足した[7]。その結果，中国から出される論文は変わった。現在，大規模な臨床研究が計画されると，Trials誌などに研究計画が発表されるようになった。こうすることで，研究方法や解析方法を途中で都合よく変えることは

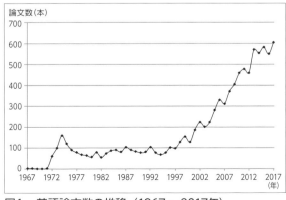

図1　英語論文数の推移（1967〜2017年）

表1　1995〜2014年に発表された鍼関連論文数トップ5

Rank	国名	英語論文数(%)	年成長率	論文数（あらゆる言語）
1	中国	2,320 (27.1)	12.1%	6,308 (47.4)
2	アメリカ	2,316 (26.9)	9.6%	2,330 (17.5)
3	イギリス	1,096 (12.7)	12.5%	1,095 (8.2)
4	韓国	688 (8.0)	23.0%	707 (5.3)
5	日本	326 (3.8)	7.6%	369 (2.8)
	世界	8,598	10.7%	13,320

できず，結果が悪くても発表せざるを得ない。結果，量だけでなく，規模も質もはるかに高い研究が中国から報告されるようになった。また，基礎医学でも，最新の機器を用いて，鍼による変化をとらえようとしているのだ。今では，中国から出される論文は，信頼できるものも多くなっている。

論文には新たな知見がある。その結果を知り，考え・議論することが重要である。知らなければ始まらない。では，筆者が思う今知るべき論文を紹介していきたい。

NIH合意声明

まずは，先述した「NIH Consensus Conference. Acupuncture.（NIH合意声明）」である[3]。これは，教科書にも掲載されており，知っているという人も多いことだろう。また，近年，最も引用された論文でもある。ただ，この合意声明には，鍼が効果的な疾患が単に書かれているわけではない。どのように選ばれたのか詳細に書かれている。この合意声明が出されるにあたり，参考にされたのは1970年1月〜1997年10月までに発表された2302本の論文である。そして，結果・結論で最初に述べられているのは，研究の質，方法についてである。そこでは，研究の多くが，設計，サンプルサイズ，およびその他の要因のために不確かであると指摘している。また，プラセボや偽鍼などのコントロールの使用が困難なことなどから，鍼灸の研究は複雑な問題を抱えていると述べている。鍼灸研究の一つの分岐点となった論文であり，無料で読めるので一度目を通してみることをお勧めする。

基礎研究：鍼灸の機序

ここでは，2つの論文を紹介する。

1つ目は，前述の連載のきっかけにもなった，2010年に発表された「Adenosine A1 receptors mediate local anti-nociceptive effects of acupuncture.（鍼刺激による局所鎮痛にアデノシンA1受容体が関与している）」である[2]。継続的な鍼刺激によって，局所でアデノシンA1受容体の興奮が生じることによって，鎮痛が起こるというものである。鍼の局所鎮痛機構を明らかにしたものであり，臨床で多くの人が経験している仕組みが明らかとなった（図2）。ただ，回旋術を行った場合は鎮痛作用があるが，置鍼では鎮痛できなかったことには注意が必要である。

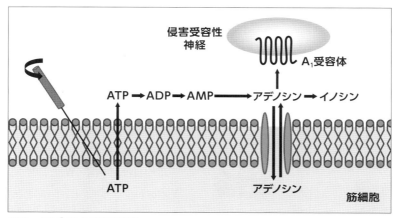

図2　アデノシン鎮痛機構

そして，2つ目は，アメリカのTorres-Rosasらによって2014年に発表された「Dopamine mediates vagal modulation of the immune system by electroacupuncture.（鍼通電によってドーパミンが免疫系の迷走神経調節を引き起こす）」である[8]。敗血症にしたマウスはsham刺激では2日目までには全匹死んでしまう。しかし，足三里に鍼通電を行うと50％が生き続けたというのである。機序としては，坐骨神経を介したシグナルが迷走神経を賦活化させ抗炎症作用（サイトカインの減少）をもたらし，この抗炎症作用には副腎髄質から放出されるドーパミンがかかわっているというものである。この研究は，鍼の機序を調べようとして研究が始まったのではないことも興味深い。迷走神経が炎症を抑制し，致死性の敗血症を予防することができるという先行研究があったのだが，西洋医学では臨床的に迷走神経を刺激するためには直接神経を刺激する方法しかない。しかし，鍼通電には迷走神経を賦活化させることができることを知り，研究に用いたのだ。西洋医学的な疑問の解決に，鍼治療が用いられた結果，鍼の機序の1つが明らかとなったのである。

臨床試験

ここでは3つの論文を取り上げたいと思う。

1つ目は，2013年，イギリスのMacPhersonらが発表した「Acupuncture and Counselling for Depression in Primary Care: A Randomised Controlled Trial（プライマリケアにおけるうつ病に対する鍼治療およびカウンセリング：ランダム化比較試験）」である[9]。中等度〜重度のうつ病を発症している同意の得られた患者（755名）に対して，①通常ケア＋鍼治療群（302名），②通常ケア＋カウンセリング群（302名），③通常ケアのみ群（151名）の3群を比較した。興味深いのは，鍼治療方法は各施術者に任せられた点である。そのため，使用経穴は246経穴におよび，その中でもよく使用されていた経穴はSP-6（三陰交），LR-3（太衝），LI-4（合谷）であった。結果は，鍼治療もしくはカウンセリングを加えることによって，通常ケアのみと比較して，3カ月後の時点で有意な改善がみられた。その後は，通常ケアのみでも治療効果が出始め，有意な差が無くなっていくというものである。うつ病患者に対して，鍼治療を加えることで通常治療よりも早く効果を出すことが大規模調査で認められた。

2つ目は，中国科学医学院のLiuらが2016年に発表した「Acupuncture for Chronic Severe Functional Constipation: A Randomized, Controlled Trial.（慢性的な重篤な機能性便秘に対する鍼治療：ランダム化比較試験）」である[10]。1075人の難治性便秘患者を鍼通電群（536人）もしくはSham鍼群（539人）に割り当て比較した。この論文では，鍼治療期間後もフォローアップしている点が興味深い。鍼治療期間はもちろんのこと，鍼治療をやめてから12週後においても効果が維持していた。つまり，鍼の長期効果が示された論文である。

3つ目は，中国のWuと，スウェーデンのStener-Victorinによって2017年に発表された「Effect of Acupuncture and Clomiphene in Chinese

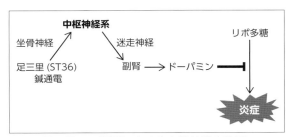

図3　足三里への通電による全身性抗炎症作用

Women With Polycystic Ovary Syndrome: A Randomized Clinical Trial.（多囊胞性卵巣症候群を有する中国人女性に対する鍼治療およびクロミフェンの効果：ランダム化比較試験）」である[11]。多囊胞性卵巣症候群（PCOS）に対する鍼研究の第一人者であるスウェーデンのStener-Victorinと中国のチームがタッグを組んで，大規模臨床研究を行ったものである。決して，鍼治療とクロミフェン（薬）の効果を比較したものではない。①鍼治療＋クロミフェン薬，②コントロール鍼治療＋クロミフェン薬，③鍼治療＋プラセボ薬，④コントロール鍼＋プラセボ薬の4群を比較することで，鍼治療の特異的な効果，鍼治療の薬物との相互作用を調査したものである。その規模は大変大きく，1,000人の患者が4群（各群250人）に振り分けられた。出生率だけでなく，排卵率，受胎率，妊娠率，血中のプロゲステロン，総テストステロン，エストラジオール，性ホルモン結合グロブリン量に至るまで，クロミフェンはプラセボ薬に対して有意な効果を示したが，鍼治療とコントロール鍼治療との間に有意な差は見られなかった。つまりは，鍼治療は効果がなかったのである。結果は鍼灸界にとって厳しいものではあるが，この論文では，研究デザインはもとより，複数の国の研究者が協力して臨床試験を実施した点が素晴らしい。また，先述したように，結果を包み隠さず公表している。

その他

その他として，2012年にスウェーデン，ルンド大学のPandolfi教授によって書かれた「The autumn of acupuncture（鍼の凋落）」を取り上げる[12]。この論文を読むと鍼灸に懐疑的な人たちの考えがよくわかる。科学者の目から見たら，鍼治療はまだまだ不思議な治療法である。また，鍼灸師の主張は不可思議に思える。その見え方を，ユーモアを交えて解説している。単に鍼灸を否定しているのではなく，最後には科学的なアプローチをするべきだと提案している。具体的には，「鍼術の定義をしなさい」，「真のプラセボを考案しなさい」ということである。

最後に症例報告を1つ取り上げる。2015年にアメリカのBashey らが発表した「Extensive Facial Sclerosing Lipogranulomatosis as a Complication of Cosmetic Acupuncture（美容鍼合併症としての顔面の硬化性脂肪肉芽腫）」である。顔面部に鍼を受けた5年後に，進行する顔の腫れやしこりに悩まされた患者が報告された。5年もの月日が経っていることから，鍼の影響と言えるかどうかわからないが，患者はこの5年間いかなる治療も受けていない。皮膚を生検したところ，リンパ球およびリンパ組織に肉芽腫が形成されていた。硬化性脂肪肉芽腫症は異物反応であり，真皮および皮下内へパラフィン，ミネラル，調理油，蜜蝋，シリコンなどの注入によって引き起こされるとされる。そのため，シリコンコーティングされた鍼が原因ではないかと疑われたのである。はっきりとした原因はわからないが，美容鍼灸が流行している昨今，国内からもさらなる事故報告がされるかもしれない。

まだまだ，紹介したい論文はたくさんある。鍼灸に関する論文は次々と生み出されている。海外で行われた研究結果が日本の臨床にそのまま当てはまるかどうかはわからない。同じ疾患でも結果が異なることも多々ある。論文の結果が絶対というわけではなく，その結果をどのように臨床に活かしていくのかが大事である。この10年で，鍼灸に関する研究・論文の質と量は大きく変わった。その変化の流れは思っているよりはるかに速い。一昔前は，図書館で調べなけ

ればならなかった論文も，インターネットで検索が可能となっただけでなく，多くの論文がオープンアクセスとなって，気軽に読めるようになってきた。多くの鍼灸師が論文に興味を持ち，議論を交わすことができたなら，鍼灸界はもっと面白い世界となっていくことだろう。

参考文献

1 ）建部陽嗣, 樋川正仁：鍼灸ワールドコラム第81回. 論文の新検索システムで露呈する日本の鍼灸研究の大幅な遅れ. 医道の日本. 2018. 77（2）：136-8.
2 ）Goldman N, Chen M et al., Adenosine A1 receptors mediate local anti-nociceptive effects of acupuncture. Nat Neurosci. 2010；13（7）：883-888.
3 ）NIH Consensus Conference. Acupuncture. JAMA. 1998；280（17）：1518-24.
4 ）Ma Y, Dong M et al. Publication Trends in Acupuncture Research：A 20-Year Bibliometric Analysis Based on PubMed. PLoS One. 2016；11（12）：e0168123.
5 ）Kung YY, Hwang SJ et al. Trends in global acupuncture publications：An analysis of the Web of Science database from 1988 to 2015. J Chin Med Assoc. 2017；80（8）：521-5.
6 ）Vickers A, Goyal N et al., Do certain countries produce only positive results? A systematic review of controlled trials. Control Clin. Trials. 1998；19（2）：159-66.
7 ）Wang J, Evidence-based medicine in China. Lancet. 2010；375：532-3.
8 ）Torres-Rosas R, Yehia G et al. Dopamine mediates vagal modulation of the immune system by electroacupuncture. Nat Med.2014；20（3）：291-5.
9 ）MacPherson H, Richmond S et al. Acupuncture and counselling for depression in primary care：a randomised controlled trial. PLoS Med 2013；10（9）：e1001518.
10）Liu Z, Yan S et al. Acupuncture for Chronic Severe Functional Constipation：A Randomized, Controlled Trial. Ann Intern Med. 2016；165（11）：761-9.
11）Wu XK, Stener-Victorin E et al. Effect of Acupuncture and Clomiphene in Chinese Women With Polycystic Ovary Syndrome：A Randomized Clinical Trial. JAMA. 2017；317（24）：2502-14.
12）Pandolfi M. The autumn of acupuncture. Eur J Intern Med 2012；23（1）：31-3.
13）Bashey S, Lee DS, Kim G. Extensive facial sclerosing lipogranulomatosis as a complication of cosmetic acupuncture. Dermatol Surg 2015；41（4）：513-6.

（〒602-0841　京都市上京区河原町通広小路上ル梶井町465）

Abstract

The author has been writing serialized commentary on overseas papers since 2011. Studies on acupuncture and moxibustion written in English started to increase in 1972 and showed a further increase after the National Institutes of Health issued a consensus development statement on acupuncture in 1997. Today, no less than 600 search results annually come up at PubMed document retrieval service including acupuncture in the title. Introduced here are some of the papers we need to read now.

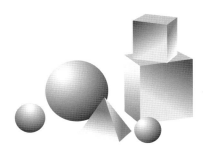

特集 1
アラカルト

鍼灸の診療ガイドライン研究のすすめ

Encouraging a study of clinical practice guideline for acupuncture and moxibustion

関西医療大学 若山育郎（わかやまいくろう） WAKAYAMA Ikuro

Keywords
診療ガイドライン，EBM，推奨度
Clinical Practice Guideline, EBM, Recommendation

医療者は，エビデンスに基づく診療ガイドラインの内容を十分に理解した上で医療を行わねばならない時代になってきている。鍼灸をはじめとする東洋医学は本来随証治療が基本であるため，エビデンス，臨床試験，診療ガイドラインなどによって導き出された一律の医療を提供することはなじまないということは承知しているが，世界に目を向けると我々日本の考え方にはお構いなしに鍼灸治療に関するエビデンスの構築，診療ガイドラインとしての体系化が進んでいる。また，日本で出版されている診療ガイドラインにも鍼灸が取り上げられている。日本の鍼灸治療家はこうした状況を正確に知らねばならない。本稿では，日中韓及び欧米の鍼灸における診療ガイドライン研究の現状を紹介する。診療ガイドライン研究の重要性を認識していただければ幸いである。

1. 診療ガイドライン（clinical practice guideline：CPG）とは

CPGは，米国医学研究所（Institute of Medicine of the National Academies：IOM）により厳密に定義されている。2011年に改訂された定義では，「Clinical practice guidelines are statements that include recommendations intended to optimize patient care that are informed by a systematic review of evidence and an assessment of the benefit and harm of alternative care options.〈診療ガイドラインは，エビデンスのシステマティックレビュー（systematic review：SR）と複数の治療選択肢の利益と害の評価に基づいて，患者ケアを最適化するための推奨を含む文書である〉」と示され，エビデンスとしてのSRの重要性が強調されている[1]。各種疾患に対する治療のためのCPGのほか，診断，予防，管理から倫理指針に至るまで，多くのCPGが出版あるいはウェブサイト上で公開されている。CPGは，ほとんどが医療者向けであるが，患者や一般向けにわかりやすく要点のみを記載したものもある。また外国のCPGを翻訳したものもある。

Evidence-based medicine（EBM）は，本来専門家の意見や経験よりも臨床試験で得られたエビデンスをもとに臨床判断すべきというシステ

ムであるが、CPGにおいてはさらに進んでSRの質と結果を重視し、SRによるエビデンスに基づいて治療選択肢の推奨度のグレーディングを行っているのが特徴である。

　CPGには様々な臨床場面での推奨度が記載されているが、治療的介入CPGにおいては、通常いくつかのclinical question（CQ）に対して、エビデンスに基づいて、推奨度を決定している。これにより治療者や患者は、特定の疾患の様々な臨床場面における複数の治療選択肢から現在の病態に最適な治療を選ぶことができる。例えば、『がんの補完代替医療　クリニカル・エビデンス　2016年度版』[2]では、鍼灸に関する記載があり、「鍼灸治療はがんに伴う身体症状を軽減するか？」というCQに対して、耳介鍼治療が、がん疼痛の軽減に有効であると結論づけている。同様に「鍼灸治療は全般的なQOLを改善するか？」というCQについては、SRの結果をもとに鍼灸治療はがん患者のQOLを改善させると推奨している。一方、過活動膀胱診療ガイドライン［第2版］[3]では、3編のrandomized controlled trial（RCT）と1編のレビューをもとに、鍼治療を推奨グレードC1（根拠はないが、行うよう勧められる）と記載し、「女性過活動膀胱に対する有効性は十分証明されていないが、男性のTURP（経尿道的前立腺切除術）後の過活動膀胱では、有効性を示した報告がある」と説明している。

　では、CPGはどのような手順で作成されるのであろうか。実際のCPG作成は、まず3つの独立した組織を作るところから始まる。詳細は『Minds診療ガイドライン作成の手引き2014』[4]及び『Minds診療ガイドライン作成マニュアル』[5]に記載されているので、ここでは簡単に概説す

る。すなわち、各専門学会などの理事会のもとに「ガイドライン統括委員会」を作る。一方、全く独立したグループとして、「CPG作成グループ」と「SRチーム」の2つを作る。SRチームは専門家から構成されるチームであるが、CPG作成グループには、専門家の他にユーザーとしての患者や一般市民も参加する。CPG作成グループの役割としては、まずCPG作成のためのスコープを決定する。スコープとは、「企画書」と説明されているが、プロトコールのようなものである。疾患の臨床的、疫学的特徴を把握し、その疾患に対する診療の流れを踏まえた上で、CPGユーザーを想定し、日常臨床場面でどのようなCQが必要なのかを決定する。一方、SRチームは各々のCQに対するエビデンスを網羅的に検索する。そのエビデンスに基づいて、CPG作成グループが推奨度を決定する。最終決定されたCPGは、ガイドライン統括委員会が公開し、普及・導入・評価する。

　CPGは、エビデンスに基づき公正に作成されることが重要である。もし利益相反があれば、それは開示されなければならない。また、エビデンスは次々と新しく作られていくため、新たなエビデンスが公表されれば当然CPGも改訂されねばならない。したがって、CPGは公開され、普及されてユーザーの役に立つことが最も重要であるが、定期的に改訂する作業が必ず必要である。

2. 日本における鍼灸のCPG研究

　日本では、CPGは西洋医学各領域別に数多く作成され、また近年ではその数はさらに増加している。しかし、鍼灸のCPGに関する研究はま

だ本格的になされている状況ではない。山下[6]は，2012年までに日本で出版されたCPGの中で「鍼灸」が記載されているものを取り上げて，コクラン・システマティック・レビューの記述と比較し，①過大評価されているもの：上腕骨外側上顆炎，線維筋痛症，②適切に評価されているもの：一次性頭痛，③歪曲して評価されているもの：円形脱毛症などを挙げ，SRを含んだエビデンスとの矛盾が生じていることを指摘した。また，欧米の臨床研究ではsham鍼を対照にして本物の鍼と比較しているが，このsham鍼は「日本鍼灸で言うところの切皮，管散術，示指打法，鍉鍼刺激あるいは阿是穴選択である場合が多い」とし，sham鍼と差がないことで鍼の効果がないとしている欧米の論文をそのまま信用してしまうことの危険性を指摘している。さらに，日本のCPG作成委員会のメンバーに鍼灸に詳しい者が含まれていないことについても批判している。一方，全日本鍼灸学会（JSAM）では2004年から毎年韓国の大韓鍼灸学会（KAMMS）と学術交流（日韓鍼とEBMワークショップ）を行っているが，2012年とその翌年の2013年には「鍼灸のCPG」をテーマとして取り上げた。詳細は既に報告しているが[7]，ワークショップにおいて山下は，上記の日本国内のCPGの矛盾と問題点を再度指摘した上で，"Guideline for whom?"と疑問を投げかけ，ユーザーからみたCPGづくりの必要性を強調した。同じくCPGについて発表した大月は，腰痛について日本のCPGでは鍼治療が推奨されているとは言え，実際様々な臨床場面でどのような鍼治療が有効なのかというガイドラインがないことから，エビデンスに基づいた鍼治療の手技についてのCPG作成の必要性を訴えた。

また，2015年に川﨑は，日本で出版されているCPGのうち，2014年11月時点においてどのくらいの割合で「鍼灸」が記載されているのか，記載されている場合その推奨度はどれくらいで，どの程度のエビデンスに基づいているのかを調査した。その結果，日本で出版されている医療

表1　鍼灸の記載があった診療ガイドライン（2014年11月）[8]

推奨度が記載されているCPG 13疾患（一部重複）
 ・上腕骨外側上顆炎：行うよう強く推奨する（Grade A）
 ・一次性頭痛の急性期治療及び予防：行うよう勧められる（グレードB）
 ・線維筋痛症：行うよう勧められる（推奨B）
 ・腰痛：行うよう推奨する（Grade B）
 ・緊張型頭痛：行うよう勧めるだけの根拠が明確でない（グレードC）
 ・産痛の緩和：科学的根拠はないが行うよう勧められる（推奨の強さC）
 ・間質性膀胱炎：行うよう勧めるだけの根拠がない（グレードC）
 ・非歯原性歯痛：弱い科学的根拠に基づいている（推奨グレードC1）
 ・がんの補完代替医療（がん性疼痛，吐き気・悪心，呼吸機能改善など）：行うよう勧めるだけの根拠が明確でない（推奨グレードC）
 ・顔面神経麻痺（日本顔面神経研究会）：科学的根拠がないので勧められない（グレードC2）
 ・頚椎後縦靭帯骨化症：委員会の審査基準を満たす科学的根拠がない，あるいは複数の科学的根拠があるが一様ではない（推奨Grade I）
 ・過敏性腸症候群：ほとんど無効であるので施行しないことを推奨する（強い推奨）
 ・円形脱毛症：行うべきではない（推奨度D）

推奨度が記載されていないCPG　9疾患
　筋萎縮性側索硬化症，機能性ディスペプシア，がん患者の呼吸器症状の緩和
　アトピー性皮膚炎，介護予防，Bell麻痺（日本神経治療学会）
　慢性疼痛，脳卒中，Restless legs症候群

者向け治療的介入735CPGのうち，鍼灸の記載があったものは22（21疾患），2.9％であることが判明した[8]。表1に推奨度が記載されているCPGとそのグレード，推奨度が記載されていないCPGのリストを示す。

日本における鍼灸領域のCPG研究はまだ緒に就いたばかりである。本年（2018年）のJSAM大阪大会における「第9回日韓鍼とEBMワークショップ」では，再度CPGをテーマに取り上げる予定にしており，今後のCPG研究のさらなる発展が期待される。

3．中国における鍼灸のCPG研究

中国では，2011年に中国中医科学院から「中医循証臨床実践指南−針灸（Evidence-based Guidelines of Clinical Practice in Chinese Medicine: Acupuncture）」というタイトルの書籍が出版されている[9]（図1）。そのなかでは，帯状ヘルペス，顔面神経麻痺，うつ病，脳卒中による仮性球麻痺，片頭痛の5疾患に対するCPGが掲載されている。また，その後2015年までに，肩関節周囲炎，糖尿病性末梢神経障害，腰痛，突発性難聴，変形性膝関節症，慢性萎縮性胃炎，一次性三叉神経痛，単純肥満，慢性便秘，成人の気管支喘息，変形性頸椎症による神経根症状，不眠，一次性月経困難症に対するCPGが出版されている。

多くは中国語による出版であるが，腰痛，肩関節周囲炎については，英語版が出版されている。英語版はいずれもWorld Federation of Acupuncture and Moxibustion Societies (WFAS) の機関誌であるWorld Journal of Acupuncture-Moxibustion (WJAM) に掲載されている。また，

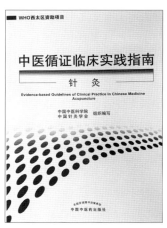

図1　中国の鍼灸CPG書籍

国際的に普及しているGRADE（Grades of Recommendation, Assessment, Development and Evaluation）システム[10]を用いてCPGを作成している。例えば，2016年に出版された腰痛のCPG[11]では，いくつかの治療について推奨度を記載しているが，急性・亜急性の腰痛については，末梢穴に毫鍼を用いて強刺激を漸減する手技が推奨されている（GRADE 1B: 強い推奨，中等度のエビデンスレベル）。この場合，末梢穴は痛みの部位から判断して影響を受けている経絡をもとに選定されねばならないとのことである。また，後渓（SI3）と水溝（GV26）の2穴は，急性と亜急性の腰痛で脊椎正中の痛みの場合に適応があり，やはり強刺激を漸減する手技が推奨されている（GRADE 1C：強い推奨，低いエビデンスレベル）。このほかにも多くの手技についての推奨度が記載されている。このように中国での鍼灸に関するCPGでは，個別の手技についての推奨度が記載されているのが特徴である。肩関節周囲炎のCPG[12]についても，2017年にやはりWJAMに掲載されている。

4. 韓国における鍼灸のCPG研究

韓国では，日本，中国よりもさらに早い段階でCPG作成が行われている。2012年9月にソウルで開催された第4回日韓鍼とEBMワークショップのテーマは「診療ガイドライン」であったが，韓国ではそれに先立つこと2年の2010年に既に，①頸部痛，②膝痛，③腰痛のCPGドラフトを完成させており，そのCPGに沿った診療が本当に有益であるか検証する段階に入っていた[6]。さらに2015年には，④成人の肩痛，⑤足関節捻挫，⑥特発性顔面神経麻痺，⑦腰椎椎間板ヘルニア，⑧アトピー性皮膚炎，⑨うつ病，⑩肥満についてのCPGを完成させKorean Medicine Clinical Practice Guideline（KMCPG）として出版している（図2）。

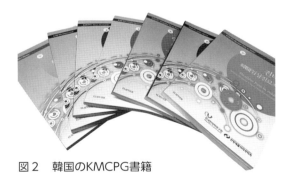

図2　韓国のKMCPG書籍

5. 欧米における鍼灸のCPG研究

欧米における主なCPG databaseとしては，英国のNational Institute of Health and Care Exellence（NICE）によるNICE Guidanceのguideline（NICE guidelines）[13]と米国のNational Guideline Clearinghouse[14]が挙げられる。

NICE guidelinesでは，腰痛に対する鍼治療CPGに関して，2009年のCPG[15]では初期対応の手段として，12週間を限度として10セッションの鍼治療を行うことを推奨していたが，一昨年2016年11月に公表されたCPG[16]では一転して，「坐骨神経痛の有無に拘わらず腰痛に対して鍼治療をしないことを推奨する」となった。通常治療との比較では鍼治療は，痛み，機能，QOLからみて有効であるが，sham/placeboとの比較では有効であるとする一貫したエビデンスが得られなかったということがその理由らしい。ところが，それらsham/placeboがどのようなものかを見てみると，①経穴以外への鍼刺激，②経穴への爪楊枝での刺激，③非経穴への先を丸くした刺入しない鍼による刺激，④ガイドチューブによる圧迫刺激など種々のものが混在していた。しかも，2000年代の古い研究ほど，経穴外の刺入をsham/placeboとしている傾向が強かった。つまり，今回のNICE recommendationのもととなったRCTにはこのような古い研究も含まれている。近年欧米の鍼灸治療家も日本鍼灸の軽微な刺激，あるいは鍉鍼のような刺さない鍼についての知識を持つようになってきて以来，sham/placeboとしては，少なくとも経穴を外して刺す鍼や経穴を用いた場合でも，いわゆるminimal acupuncture（浅く刺入する鍼）は使わないことを推奨している[17]。にも拘わらず，NICE guidelinesにおいて，鍼を刺入する対照群をおいたRCTまで含めているのは甚だ驚きである。百歩譲って，切皮して刺す鍼は除外して，先の丸い鍼で柔らかく触れる刺激をsham/placeboと扱うとしても，依然としてそれは日本鍼灸では治療として用いる手技の一つであることに変わりはない。触れてしまうとsham/placeboにはなり得ないのである。尤も，どのようなsham/

特集1 アラカルト ■若山 育郎 鍼灸の診療ガイドライン研究のすすめ

placeboであろうと，それらは非活性ではなく精神生物学的には本物の反応であるという議論も最近では出てきている[18]。しかし，ここではこれ以上プラセボに関する議論はせず別の機会に譲ることとする。

一方，米国では，2017年1月に米国内科学会（American College of Physicians：ACP）が，「プライマリ・ケアにおける成人の急性，亜急性，慢性腰痛に対しては非薬物療法を推奨する」というCPG[19]をAnnals of Internal Medicine誌に発表した。薬物療法は，非薬物療法が腰痛の慢性期において無効であった場合，また急性・亜急性の腰痛については，患者が望んだ場合に用いることが推奨されている。米国では，近年慢性痛に対するオピオイド系鎮痛剤の乱用が大きな問題となっており，米国立疾病予防管理センター（Center for Diseases Control：CDC）は，がんや終末期以外の原因による慢性痛には非薬物療法かまたはオピオイド系鎮痛剤以外の鎮痛薬を使用するように推奨しているが[20]，それと同じ主張である。ACP guidelineにおいて，急性（4週間以内），亜急性（4–12週間）の腰痛に対して非薬物療法で強く推奨されているのは，温熱療法，マッサージ，鍼，脊椎徒手整復術（spinal manipulation）である。尤も温熱療法のエビデンスレベルが中等度であるのに対して，後三者は低レベルのエビデンスであると記載されている。また，慢性腰痛に対しても，まず非薬物療法を行うことが推奨され，それらには，運動療法，鍼，マインドフルネスによるストレス軽減(以上，中等度のエビデンス)，ヨガ，太極拳，リラクセーション，運動調整療法，筋電図バイオフィードバック，低レベルレーザー治療，オペラント行動療法，認知行動療法，脊椎徒手整復術（以上，低レベルのエビデンス）などが挙げられている。

2017年12月，このCPGに対して，Annals of Internal Medicine誌上でACP guidelineの鍼治療に対する反論が2編掲載された。うち1編はフランスの医師Braillonによるもので，鍼に対して明らかに偏見がある[21]。まず，CPGの文中で，"complementary and alternative medicine therapies"と表記していることに対して，"medicine"はエビデンスに基づかなければならないので，"complementary and alternative practice"が正しい用語であると主張している。残念ながらどの国にもこのような人はいるのである。また，先に紹介したNICE guideline 2016で腰痛に対して鍼をしないように推奨していることを鬼の首を取ったかのように引用している。さらに，"The art of medicine consists in amusing the patient while nature cures the disease（医術は患者を慰めることにあり，自然は病気を治す）"という自国の哲学者ヴォルテール（1694–1778）の箴言を引用して，「何故我々は，西暦以前の奇妙な治療と存在もしない経絡を使って患者を慰める必要があるのか。」と述べている。おそらく彼はこの箴言の真の意味，すなわち，自然治癒力を促すための治療的介入こそが鍼灸をはじめとする東洋医学の本質であるということがわかっていないのであろう。

もう1編は，米国のリウマチ医Marcusによるものである。彼は，ACP guidelineにおいて推奨している鍼治療のエビデンスレベルが低いことを批判している[22]。また，慢性腰痛に対する鍼治療のエビデンスレベルが中等度（shamよりも有効である）と記載されていることに対して，自身がレビューした論文[23]を引用し，質の高い臨床研究では変形性膝関節症の痛みや腰痛の軽減

に関して「伝統鍼」とshamとの間に臨床的妥当性のある差はなかったと反論している。Marcusのレビューをみると，米国のリウマチ医のところには，変形性関節症をはじめとした筋骨格系の痛みを訴える患者が数多く受診するが，その約3割は代替医療を受けており，多くが鍼治療であるとのことである。リウマチ医として，鍼による鎮痛がプラセボ効果なのかどうか，また，鍼についてリウマチ医は患者にどのように助言したら良いのかを明らかにしたかったようである。彼は，鍼治療が患者の「期待」によるプラセボ効果であるという可能性を強調しながらも，結論としては，患者にプラセボであることを告げることによって，あるかもしれない利益を損なうことはしないと明言している。ただ，残念なのは，彼がこのレビューにおいて「伝統鍼」と述べているのはtraditional Chinese acupuncture (TCA) なのである。世界で鍼灸と言えばTCAであり，日本鍼灸については，デバイスとしての鍼もその技術もほとんど知られていないというのが現実なのであろう。彼が日本鍼灸について正しい知識を持っていたならば，もっと違った意見になっていたかもしれない。

おわりに

既に述べたように，日本のCPGにおいて「鍼灸」が記載されているものは非常に少ない。また，腰痛など鍼灸が最も適応とされる疾患でさえもその有効性に関しては未だに結論が分かれている。その一因として，欧米の臨床研究は，対照群に対する理解が十分でなく，日本鍼灸の現状を十分に把握しないまま，従来のEBMの手法に基づいて臨床試験を行っていることが挙げられる。それを解決するには，日本鍼灸の特徴をもっと発信することに加え，我々が，日本鍼灸を用いた臨床試験を積み重ね，それらを統合していく必要がある。諸外国のデータをある程度参考にして，日本人に当てはめることのできる現代西洋医学分野の治療と大きく異なる点である。また，現代医学各領域の疾患に関するCPG作成委員会に，鍼灸に関するエビデンスについては，海外の臨床試験データをそのまま参考にすることができないことを理解させねばならない。国によって鍼灸のデバイスも手技も基本となる考え方も全く違うからである。

最後に，保険に収載されていないという理由で選択肢から鍼灸を外していたCPG（日本整形外科学会膝OA診療ガイドライン）があった[24]。CPGでは，患者の益になる可能性のある治療選択肢は当然網羅しなければならない。偏見をもって一部の有効な治療を除外するのではなく，あくまでエビデンスに基づいて評価する必要がある。

〈謝辞〉

中国のCPGに関する情報を提供いただいた上海中医薬大学鍼灸推拿学院 Cheng Ke准教授，韓国のCPG書籍に関する情報を提供いただいた東京有明医療大学 津谷喜一郎教授，金沢医科大学 元雄良治教授，論文内容について御指導いただいた津谷喜一郎教授，森ノ宮医療大学 山下仁教授に深謝いたします。

〈参考文献〉

1) Institute of Medicine. Clinical practice guidelines we can trust. Washington DC：National Academy Press；2011.
2) 特定非営利活動法人 日本緩和医療学会，緩和医療ガイドライン委員会（編）. がんの補完代替医療クリニカル・エビデンス2016年版. 東京. 金原出版. 2016.

3）日本排尿機能学会．過活動膀胱診療ガイドライン作成委員会（編）．過活動膀胱診療ガイドライン［第2版］．東京．リッチヒルメディカル株式会社．2015.
4）福井次矢，山口直人（監修）．森實敏夫，吉田雅博，小島原典子（編集）．Minds診療ガイドライン作成の手引き2014．東京．医学書院．2014.
5）Minds診療ガイドライン作成マニュアル．https://minds.jcqhc.or.jp/s/doc-tool-manual
Accessed on 18 February 2018.
6）山下仁．東洋医学基礎講座．現代臨床鍼灸学概論．8．診療ガイドラインと標準化．理療．2012; 42(1): 10-17.
7）若山育郎，山下仁，川喜田健司，津谷喜一郎．日韓鍼とEBM学術交流15年史（2002-2017）．全日鍼灸会誌．2017; 67(4): 256-276.
8）川﨑寛二．わが国の診療ガイドラインにおける鍼灸の記載．関西医療大学大学院修士論文集2015．p.21-46.
9）中国中医科学院，中国針灸学会（編）．中医循証臨床実践指南－針灸．北京．中国中医薬出版社．2011.
10）相原守夫．診療ガイドラインのためのGRADEシステム第2版．青森．凸版メディア株式会社．2015.
11）Zhao H, Liu B, Liu Z, Xie L, Fang Y, Zhu Y, Li S, Sun Y, Han M. Clinical practice guideline of using acupuncture for low back pain. World Journal of Acupuncture-Moxibustion (WJAM). 2016; 26(4): 1-13.
12）Chen Y, Yang L, Wang Y, Yang J, Wang L, Wu Y, Qu J, Yang J. Evidence-based clinical practice guidelines for acupuncture-moxibustion treatment of scaplohumeral periarthritis. World Journal of Acupuncture-Moxibustion (WJAM). 2017; 27(3): 1-8.
13）https://www.nice.org.uk/guidance Accessed on 31 January 2018.
14）https://www.guideline.gov/ Accessed on 31 January 2018.
15）NICE guideline. Low back pain. Early management of persistent non-specific low back pain（May 2009）. [http://www.sif-fisioterapia.it/wp-content/uploads/2014/12/Management-of-Low-Back-Pain-UK-2009.pdf#search=%27NICE+guideline+Low+back+pain+2009%27]
Accessed on 31 January 2018.
16）NICE guideline. Low back pain and sciatica in over 16s: assessment and management. 2016. [http://nice.org.uk/guidance/ng59] Accessed on 31 January 2018.
17）MacPherson H, Vertosick E, Lewith G, Linde K, Sherman KJ, Witt CM, Vickers A. Influence of control group on effect size in trials of acupuncture for chronic pain: A secondary analysis of an individual patient data meta-analysis. PLOS ONE. 2014; 9(4): e93739.
18）Finniss DG, Kaptchuk TJ, Miller F, Benedetti F. Placebo effects: Biological, clinical and ethical advances. Lancet. 2010; 375(9715): 686-695.
19）Qaseem A, Wilt TJ, McLean RM, Forciea MA. Clinical Guidelines Committee of the American College of Physicians. Noninvasive treatments for acute, subacute, and chronic low back pain: a clinical practice guideline from the American College of Physicians. Ann Intern Med. 2017; 166(7): 514-30.
20）Guideline for prescribing opioids for chronic pain. [https://www.cdc.gov/drugoverdose/pdf/guidelines_factsheet-a.pdf]
Accessed on 31 January 2018.
21）Braillon A. Correspondence. Noninvasive treatments for acute, subacute, and chronic low back pain. Ann Intern Med. 2017; 167(11): 831-832.
22）Marcus DM. Correspondence. Noninvasive treatments for acute, subacute, and chronic low back pain. Ann Intern Med. 2017; 167(11): 832.
23）Marcus DM. Is acupuncture for pain a placebo treatment? An examination of the evidence. The Rheumatologist. 2010; 4: 28-35.
24）津村弘．診療ガイドラインat a glance．変形性膝関節症の管理に関するOARSI勧告OARSIによるエビデンスに基づくエキスパートコンセンサスガイドライン（日本整形外科学会変形性膝関節症診療ガイドライン策定委員会による適合化終了版）．日内会誌．2017；106(1)：75-83.

（〒590-0433　大阪府泉南郡熊取町若葉2丁目11-1）

Abstract

Nowadays, medical care must be provided based on comprehensive knowledge and understanding of clinical practice guidelines. Oriental medicine including acupuncture and moxibustion, which is fundamentally a individualized therapy in accordance with the oriental medicalsyndrome patterns, is unsuitable for uniform medical care based on evidences, clinical trials, and clinical practice guidelines. Outside the country, however, they are well on their way to establishing evidences to systematize a guideline for acupuncture and moxibustion treatment. A clinical practice guideline published in Japan also features acupuncture and moxibustion. Japanese acupuncture-moxibustion practitioners need to be familiar with the latest situation. This paper explores the present status of clinical practice guideline studies for acupuncture and moxibustion in Japan, China, Korea, Europe and the United States to raise awareness of the importance of the study.

集中治療および救急領域の鍼灸治療

Acupuncture for patients in intensive care unit and emergency department

岐阜大学大学院医学系研究科循環病態学
木沢記念病院中部療護センター　松本 淳　MATSUMOTO Jun

Keywords　集中治療，胃排出能，人工呼吸，痛み，せん妄，鎮静，敗血症，救急，鍼灸，経穴指圧
intensive care, gastric emptying, mechanical ventilation, pain, delirium, sedation, sepsis, emergency department, acupuncture, acupressure

　本稿では，主に集中治療中の重症患者や救急患者における鍼治療及びその他の経穴刺激療法に関する近年の英語論文を紹介する。集中治療中の患者の胃排出能や呼吸状態の改善，せん妄予防，痛みの軽減，鎮静薬の減量，敗血症治療，救急患者の痛みの軽減など，多様な病態に対して鍼治療や経穴刺激療法が貢献できる可能性を示した報告がみられる。いずれの報告においても鍼治療や経穴刺激療法による重大な有害事象はみられていない。今後，より質の高い報告の集積によりこれらの領域の鍼治療の効果に関する検討が深まることが期待される。

1. はじめに

　近年，集中治療中の重症患者や救急患者に対する鍼治療の効果を検討した報告が散見されるようになった。本邦では，医療機関で鍼灸治療が行われることが未だ少なく，重症患者に対して鍼灸治療が行われることはほとんどない。一般的に重症患者には西洋医学的な最先端の治療が集学的に行われるが，この領域において鍼灸治療はどのように貢献できるだろうか？本稿では，主に集中治療中の重症患者や救急領域の患者における鍼灸治療及びその他の経穴刺激療法に関する近年の英語論文を紹介していきたい。

2. 集中治療領域の鍼灸治療

胃排泄遅延に対する鍼治療

　集中治療においては，消化管機能の維持や早期の経腸栄養開始が予後の改善に重要な役割を担っている[1]。しかし，重症患者では高度侵襲に伴う消化管運動の低下により経腸栄養の遅延や中止，誤嚥性肺炎等の合併症のリスク増加に至る場合も多い。一方，鍼治療をはじめとする経穴刺激療法は消化管運動の改善効果が示されており[2,3]，重症患者の胃排出能の改善に鍼治療や経穴刺激療法が役立つことを示唆した報告もある。

2011年のドイツのPfabらの報告[4]では，集中治療室（ICU）の重症患者の胃内容排出能に対する経穴経皮的電気刺激の効果が1重盲検の無作為化比較試験（RCT）により検討された。この研究では，30例の脳外科手術後の人工呼吸中かつ鎮静下にあり経腸栄養中かつ胃内容排出遅延がある患者が対象となり，両側の内関穴に対する経皮的電気刺激を6日間受ける経穴刺激群とmetoclopramideを標準治療としてcisaprideまたはerythromycinが6日間投与される薬剤治療群に無作為に割り付けられ，胃排出遅延の指標として胃残留量に対する効果が検討された。胃残留量は治療2日目以降には両群で減少したが，治療1日目には経穴刺激群のみで有意に減少し，治療1日目の胃残留量は薬剤治療群と比べて経穴刺激群において有意に低値であった。内関穴に対する経穴経皮的電気刺激はICUの重症患者における胃内容排出遅延の治療と栄養障害の予防として標準的な消化機能亢進剤よりも有効だと結論づけられている。

2017年には，台湾のKao[5]らによりICUの脳外科患者の胃排出遅延に対する鍼治療の効果を検討したpilot studyが報告された。この研究では，16名の胃排出遅延（胃残留量が300ml/日以上）のある脳外科のICU患者が，標準的な投薬治療としてmetoclopramideを投与される対照群とmetoclopramide投与と鍼通電治療を受ける鍼治療群に無作為に分けられた。鍼治療群は1日1回6日間連続の鍼治療を受けた。この研究では，治療群の平均胃残留量は治療開始後から減少して4日目以降の胃残留量は200ml/日以下となったこと，対照群の胃残留量は当初は減少したがその後は増加したこと，両群に有害事象はなかったことが示された。今後，より厳格なデザインの臨床研究により，このような患者の胃排出能に対する鍼灸あるいはその他の経穴刺激療法の効果について明確になることが期待される。

せん妄予防のための鍼と漢方の併用治療

集中治療中の重症患者はせん妄の発症率が高い[7]。せん妄の発症は死亡率の増加や入院の長期化，医療費の増加，認知症の発症と関連することが報告されており，集中治療における患者管理としてせん妄の予防や治療が重要視されている。過活動型のせん妄では危険行動や暴力的な態度がみられることもあるが，特に厳格な循環動態の管理が必要とされる循環器疾患患者においては，せん妄による興奮状態が後負荷の増加による急性心不全の再増悪など重篤な状態を招く可能性もあり，せん妄の予防の重要性が一段と高い。

筆者らは，集中治療中の循環器疾患患者のせん妄に対する鍼と漢方薬治療の併用による予防効果を報告した[8]。大学病院の集中治療室に緊急入院となった循環器疾患患者に対して，入院後1週間に通常治療のみを行った期間と通常治療に加えて鍼治療と漢方薬治療の併用治療を行った期間のせん妄の発症率を比較した。その結果，通常治療のみの期間と比べて，鍼治療と漢方薬治療の併用期間にはせん妄の発症が有意に減少した。さらに，せん妄によるルート類の引き抜きなどの危険行動や好戦的・暴力的な態度が通常治療期間にはみられたが，鍼・漢方併用期間にはみられなかった。以上より，鍼と漢方の併用による集中治療中のせん妄予防効果が示された。今後，RCT等により更に詳細な検討を行う価値があると考えている。

人工呼吸器使用患者に対する鍼治療と経穴刺激療法

集中治療領域では呼吸不全により人工呼吸を必要とする患者が多いが，しばしば人工呼吸の離脱が困難となることもある[9]。長期の人工呼吸離脱困難は人工呼吸器関連肺炎やICU-acquired weaknessなどの人工呼吸器関連イベントのリスク増加や死亡率の増加，医療費の増大につながることが指摘されており，できるだけ早期に呼吸状態を改善して人工呼吸離脱を促進することが重要となる。一方，鍼治療や指圧などの経穴刺激療法は呼吸状態の改善効果が報告されている[10)11)]ことから，人工呼吸中の重症患者の呼吸状態の改善にも役立つ可能性がある。

2005年のTsayらの報告[12]では，人工呼吸中のCOPD患者の呼吸困難や不安感，生理学的指標に対する経穴指圧（acupressure）の効果がRCTにより検討された。10日間毎日経穴指圧とマッサージを受けた介入群とマッサージとhandholdingを受けた対照群の比較により，介入群における呼吸困難や不安感，心拍数や呼吸数の有意な改善が示された。

2013年の台湾のMaaらの報告[13]では，人工呼吸管理下の昏睡患者に対して標準ケアに経穴指圧を1日ないし2日追加する患者群と標準ケアのみを受けた患者群を比較するRCTにより，ウイニング（人工呼吸離脱）の指標に対する経穴指圧の効果が検討された。その結果，1回換気量やrapid shallow breathing index（RSBI：呼吸数/一回換気量）が経穴指圧により改善されることが示された。

筆者らは，これまでに大学病院において集中治療中の人工呼吸離脱困難な患者に対して呼吸状態改善と人工呼吸離脱促進目的の鍼治療を行ってきた。21日以上の人工呼吸器使用患者に対する鍼治療により，鍼治療後の1回換気量や動肺コンプライアンスの増加，呼吸回数やRSBIの減少等の効果を得ており，更に鍼治療開始後の人工呼吸離脱成功群では，離脱できなかった群に比べて，鍼治療後の動肺コンプライアンスの増加が大きいことなどを確認している（投稿中）。人工呼吸離脱困難患者に対する鍼治療は，呼吸状態を改善して人工呼吸器離脱の促進に役立つことが示唆される。

人工呼吸中の鎮静と鍼治療

適切な麻酔や鎮静管理は，集中治療中の重症患者の中でもとりわけ人工呼吸中の患者において重要な患者管理のひとつとして認識されている。このような鎮静薬の減量に鍼治療や経穴経皮的電気刺激が貢献できることを示唆した報告がみられる。

2008年に英国のNayakらにより，ICUの重症患者の鎮静と鎮静薬使用量に対する経穴経皮的電気刺激の効果を示したpilot studyが報告された[14]。この研究では，人工呼吸管理下で鎮静中の12名の患者を対象として，合谷，足三里，神門，太衝に対する経穴経皮的電気刺激が1時間毎に10分間，12時間かけて行われた。その結果，鎮静レベルや血行動態，呼吸状態の指標は変化することなく，propofolの使用量が有意に減少した。

2012年の中国のZhengらのRCTでは，鍼通電治療により人工呼吸中の重症患者のmidazolamの使用量が減少したことが示された[15]。この研究では，45名の気管内挿管により人工呼吸中の患者をmidazolamのみの静脈投与群と電気刺激を行わない鍼治療を印堂と神庭に行う鍼治療追加群，midazolamと鍼通電治療を行う鍼通電追

加群の3群に無作為に分けて比較が行われた。鎮静度はbispectral indexとRamsay scoreを用いて評価され，midazolamの投与量が調整された。その結果，鍼通電追加群ではmidazolamのみの投与群と鍼治療群に比べてmidazolamの使用量が減少した。

敗血症と鍼治療

「感染に対する制御困難な生体反応に起因する臓器障害」と定義される敗血症は，集学的治療が行われても死亡率が高い重篤な疾患である。さらに，敗血症性ショックに至ると院内死亡率は40％を超えると報告されている[16]。2014年にNature Medicineに掲載された米国のTores-Rosasらの基礎研究[17]では，敗血症モデルマウスの足三里への鍼通電により全身炎症が抑制されて生存率が向上することや，その機序として迷走神経の賦活による副腎髄質のdopamine放出が関与することが示された。この他にも敗血症モデル動物において鍼治療による臓器保護等の効果を示した報告[18)19)20]は散見されるものの，敗血症の患者を対象として鍼灸の臨床効果を明示した論文はほとんどない。しかし近年，その有用性を示唆する報告がいくつかみられるようになった。

2016年の中国のYangら[21]の報告では，敗血症患者に対する足三里と関元への鍼通電治療の臨床効果とその機序として免疫系の調整が関与する可能性が示された。この研究では，60例の敗血症患者を対象としたRCTにより，通常治療を行った対照群と通常治療に加えて1日2回の鍼通電治療を1週間行った治療群が比較された。対照群と比べて治療群において，重症度の指標となるAPACHEⅡスコアが有意に低値となったこと，28日間の死亡率が少ない傾向であったこと，治療群のT細胞のサブセットCD3＋，CD4＋，CD8＋のレベルとCD4＋/CD8＋比が有意に改善したこと，HLA-DRの発現が治療群において有意に増加したことが示された。

2017年の中国のWang[22]らの報告では，鍼治療を含む中医学的治療バンドルの早期の追加が重症敗血症の高齢者の敗血症関連急性消化管障害の発症率を減少させ予後を改善することが示された。この研究では，多施設非無作為化コホート研究による敗血症患者の標準治療群150例と標準治療に鍼治療を含む中医治療を追加した介入群146例の比較により，標準治療群と比べて中医治療追加群におけるD-lactic acidやdiamine oxidase, endotoxin, gastrin, 腹腔内圧の減少，motilinの増加，APACHEⅡスコアの減少，人工呼吸の期間とICU滞在日数の短縮，全体と急性消化管障害関連の死亡率の減少が示された。

集中治療中の疼痛と嘔気に対する鍼治療

痛みや嘔気はICUにおいてしばしばみられる愁訴であり，患者のQOL低下を招く。これまでに鍼治療による手術後などの痛みや嘔気嘔吐の軽減効果は報告されていたが，米国で成人のICU患者に鍼治療を行った報告はほとんどなかった。そのため，米国のFeeneyらの2017年の報告では，Public safety net hospitalのICU患者を対象に痛みや嘔気に対する鍼治療の実行可能性や受容性が検討された[6]。この研究では，ICUに入院となった痛みや嘔気のある患者に対し，通常治療に加えて20分間の鍼治療が3回行われ，鍼を受け入れた患者の割合や治療効果，有害事象，薬剤の使用等が調査された。576名のICU入院患者のうち32％が鍼治療の適応とされ，それ

らの42％（全体の8％）が鍼治療を受けた。その結果，鍼治療を受けた患者の大部分が痛みや不安の軽減に対して鍼治療が有益であったと報告している。また，それぞれの治療後にmorphineの使用量の有意な減少が得られ，大きな有害事象も認めなかった。これらの結果から，鍼治療は，ICUにおける多様な背景因子のある患者にとって，安全に実行が可能な治療であると結論付けられている。

外科手術の麻酔と鍼治療

手術中の麻酔に鍼治療を追加することが術後の人工呼吸の期間やICUの滞在時間の減少に寄与する可能性を示した報告もみられる。2017年のAsmussenらの系統的レビューとメタ解析[23]では，心臓外科手術を受ける患者の全身麻酔に鍼通電治療を追加した効果と全身麻酔単独の効果が比較された。7件のRCTのメタ解析により，全身麻酔に鍼通電治療を追加することによる手術中の麻酔薬の使用量の減量や術後の血管作用薬の使用量の減少，人工呼吸期間とICU滞在時間の減少，troponin IとTNF-αの有意な減少が観察された。これらのことから，心臓外科開胸手術における鍼通電治療の補完的な使用には，人工呼吸の時間やICU滞在時間を減少させること，炎症反応を鈍化させること，心臓保護効果があることが示唆されている。

Asmussenらの別の報告[24]では，開頭手術を受けた患者の全身麻酔に加えた鍼治療の臨床効果の系統的レビューとメタ解析が行われた。10件のRCTの解析により，鍼治療の使用による有意な手術中の吸入麻酔薬使用量の減量や抜管までの時間の短縮，手術後の回復，脳組織障害マーカーであるS100βの手術後48時間の血中レベルの減少と手術後の嘔気・嘔吐の有意な減少が示された。これらの結果から，開頭手術における鍼治療の補完的な使用は，追加の鎮痛効果と必要な麻酔薬の減量，手術後の嘔気や嘔吐の減少，脳組織に対する保護の効果があることが示唆されている。

3．救急領域の痛みの鍼治療

痛みは救急患者の受診理由の多くを占めるがしばしば治療が十分でなく，患者のOQLや満足度を低下させる。一般的に鍼治療は痛みの緩和目的で用いられることが多く，鍼治療の鎮痛作用に関しては基礎及び臨床研究も進んでいる分野だといえる[25]。近年，救急領域においても鎮痛目的の鍼治療の効果を検討する試みが散見されるようになってきた。

2014年のオーストラリアのZhangらの報告[26]では，救急患者の痛みと嘔気に対する鍼治療と標準治療の効果と安全性，実行可能性等をhistorical controlsを対照として検討するpilot studyが行われ，標準治療と鍼治療の併用治療が救急外来患者の痛みや嘔気の軽減に効果的であることが示唆された。

2016年のチュニジアのGrissaらの報告[27]では，急性痛に対する鍼治療とmorphineの効果がRCTにより比較された。この研究では，300名の中等度から重度の急性痛による救急部受診患者が鍼治療群とmorphineの静脈投与群に無作為に割り付けられ，疼痛の軽減の程度が評価された。急性痛には緊急手術の必要のない腹痛や神経学的異常のない腰痛や上下肢痛，一次性頭痛等が含まれた。morphine群に比べて鍼治療群では痛みの緩和に成功した患者が有意に多く，鎮

痛までの時間が有意に短かった。研究期間中に大きな有害事象はなく、眩暈や嘔気・嘔吐、動悸などを含むマイナーな有害事象も鍼治療群においてはほとんどみられず、morphine群と比べて鍼治療群に有意に少なかった。

2017年のオーストラリアのCohenらの報告では、救急部における鍼治療の鎮痛効果について、多施設RCTにより同等性と非劣性の検討が行われた[28]。3次病院を救急受診した急性の腰痛、片頭痛、足関節捻挫の患者528名を対象とし、鍼治療単独と薬物治療単独、鍼治療と薬物治療の併用の鎮痛効果が比較された。全体と腰痛、足関節捻挫における治療1時間後の鎮痛効果の同等性と非劣勢が示され、鍼治療は薬剤に匹敵する鎮痛効果があり安全で受け入れられる治療であることが示された。しかし、臨床的に最適な鎮痛効果を示す治療方法を挙げることはできなかったことから、より効果的な選択肢が必要だと結論付けられている。

2017年にはオーストラリアのJanらの救急領域における鍼治療の鎮痛効果の系統的レビューとメタ解析[29]が報告された。2016年7月までの文献調査に基づく14件のRCTのメタ解析と更に5件のRCTと11件の非無作為化観察研究を加えた系統的レビューから、救急部門でみられるいくつかの急性痛に対して鍼治療がシャム（偽鍼）と比べて臨床的に有効であり、通常の鎮痛薬治療と比べても劣らないことが示された。

同じくJanらが2017年に報告した救急領域における耳鍼の鎮痛効果に関する系統的レビューとメタ解析[30]では、2017年の4月までの文献が調査された。4件のRCTという小規模なメタ解析であるが、耳鍼は単独でも通常治療に追加する手段としてであっても有意に疼痛スコアを減少させ、救急部門の耳鍼の使用に潜在的な利益があることが示されている。

4. まとめ

集中治療中の重症患者や救急患者に対する鍼治療や経穴刺激療法に関する近年のいくつかの報告を紹介した。まだまだ高いエビデンスレベルの報告は少ないものの、集中治療中の患者の胃排出能や呼吸状態の改善、痛みの軽減、せん妄予防、鎮静薬の減量、敗血症治療、救急領域の患者の痛みの軽減など、多様な病態に対して鍼治療や経穴刺激療法が貢献できる可能性を示した報告がみられた。いずれの報告においても鍼治療や経穴刺激療法による重大な有害事象はみられていない。鍼治療は重篤な有害事象の少ない非薬物的治療であり、集中治療中の重症患者や救急患者のような多剤併用中の患者にも追加しやすい治療だと考えられる。今後、質の高い報告の蓄積によりこれらの領域の鍼治療の効果に関する検討が深まることが期待される。

〈謝　辞〉

本稿の作成にあたり、貴重なご指導・ご助言を賜りました岐阜大学附属病院高次救命治療センターの牛越博昭医師及び岡田英志医師に深く感謝申し上げます。

〈参考文献〉

1) Btaiche I.F., et al., Critical illness, gastrointestinal complications, and medication therapy during enteral feeding in critically ill adult patients. Nutr Clin Pract, 2010. 25(1) : 32-49.
2) Takahashi T., Acupuncture for functional gastrointestinal disorders. J Gastroenterol, 2006. 41(5) : 408-17.
3) Li H., et al., Acupuncture and regulation of gastrointestinal function. World J Gastroenterol, 2015. 21

(27) : 8304-13.
4) Pfab F., et al., Acupuncture in critically ill patients improves delayed gastric emptying: a randomized controlled trial. Anesth Analg, 2011. 112(1) : 150-5.
5) Kao M.L., et al., Electroacupuncture Improves Gastric Emptying in Critically Ill Neurosurgical Patients: A Pilot Study. Evid Based Complement Alternat Med, 2017. 2017: 1892161.
6) Feeney C., et al., Acupuncture for Pain and Nausea in the Intensive Care Unit: A Feasibility Study in a Public Safety Net Hospital. J Altern Complement Med, 2017. 23(12) : 996-1004.
7) Salluh J.I., et al., Outcome of delirium in critically ill patients: systematic review and meta-analysis. BMJ, 2015. 350: h2538.
8) Matsumoto-Miyazaki J., et al., Acupuncture and Traditional Herbal Medicine Therapy Prevent Delirium in Patients with Cardiovascular Disease in Intensive Care Units. Am J Chin Med, 2017: 1-14.
9) Rose L., et al., Weaning from mechanical ventilation: a scoping review of qualitative studies. Am J Crit Care, 2014. 23(5) : e54-70.
10) Suzuki M., et al., A randomized, placebo-controlled trial of acupuncture in patients with chronic obstructive pulmonary disease (COPD) : the COPD-acupuncture trial (CAT) . Arch Intern Med, 2012. 172(11) : 878-86.
11) Coyle M.E., et al., Acupuncture therapies for chronic obstructive pulmonary disease: a systematic review of randomized, controlled trials. Altern Ther Health Med, 2014. 20(6) : 10-23.
12) Tsay S.L., et al., Effects of acupressure therapy for patients having prolonged mechanical ventilation support. J Adv Nurs, 2005. 52(2) : 142-50.
13) Maa S.H., et al., Acupressure improves the weaning indices of tidal volumes and rapid shallow breathing index in stable coma patients receiving mechanical ventilation: randomized controlled trial. Evid Based Complement Alternat Med, 2013. 2013: 723128.
14) Nayak S., et al., Surface electrostimulation of acupuncture points for sedation of critically ill patients in the intensive care unit--a pilot study. Acupunct Med, 2008. 26(1) : 1-7.
15) Zheng X., et al., Electroacupuncture reduces the dose of midazolam monitored by the bispectral index in critically ill patients with mechanical ventilation: an exploratory study. Acupunct Med, 2012. 30(2) : 78-84.
16) Singer M., et al., The Third International Consensus Definitions for Sepsis and Septic Shock (Sepsis-3) . Jama, 2016. 315(8) : 801-10.
17) Torres-Rosas R., et al., Dopamine mediates vagal modulation of the immune system by electroacupuncture. Nat Med, 2014. 20(3) : 291-5.
18) Zhu M.F., et al., Electroacupuncture at Bilateral Zusanli Points (ST36) Protects Intestinal Mucosal Immune Barrier in Sepsis. Evid Based Complement Alternat Med, 2015. 2015: 639412.
19) Huang C.L., et al., Acupuncture stimulation of ST36 (Zusanli) attenuates acute renal but not hepatic injury in lipopolysaccharide-stimulated rats. Anesth Analg, 2007. 104(3) : 646-54.
20) Zhang Y., et al., Effect of ERK1/2 signaling pathway in electro-acupuncture mediated up-regulation of heme oxygenase-1 in lungs of rabbits with endotoxic shock. Med Sci Monit, 2014. 20: 1452-60.
21) Yang G., et al., Effects of Electro-Acupuncture at Zusanli, Guanyuan for Sepsis Patients and Its Mechanism through Immune Regulation. Chin J Integr Med, 2016. 22(3) : 219-24.
22) Wang Y., et al., Early traditional Chinese medicine bundle therapy for the prevention of sepsis acute gastrointestinal injury in elderly patients with severe sepsis. Sci Rep, 2017. 7: 46015.
23) Asmussen S., et al., Meta-Analysis of Electroacupuncture in Cardiac Anesthesia and Intensive Care. J Intensive Care Med, 2017: 885066617708558.
24) Asmussen S., et al., Effects of Acupuncture in Anesthesia for Craniotomy: A Meta-Analysis. J Neurosurg Anesthesiol, 2017. 29(3) : 219-227.
25) Fan A.Y., et al., Acupuncture's Role in Solving the Opioid Epidemic: Evidence, Cost-Effectiveness, and Care Availability for Acupuncture as a Primary, Non-Pharmacologic Method for Pain Relief and Management-White Paper 2017. J Integr Med, 2017. 15(6) : 411-425.
26) Zhang A.L., et al., Acupuncture and standard emergency department care for pain and/or nausea and its impact on emergency care delivery: a feasibility study. Acupunct Med, 2014. 32(3) : 250-6.
27) Grissa M.H., et al., Acupuncture vs intravenous morphine in the management of acute pain in the ED. Am J Emerg Med, 2016.
28) Cohen M.M., et al., Acupuncture for analgesia in the emergency department: a multicentre, randomised, equivalence and non-inferiority trial. Med J Aust, 2017. 206(11) : 494-499.
29) Jan A.L., et al., Review article: Does acupuncture have a role in providing analgesia in the emergency setting? A systematic review and meta-analysis. Emerg Med Australas, 2017.
30) Jan A.L., et al., Does Ear Acupuncture Have a Role for Pain Relief in the Emergency Setting? A Systematic Review and Meta-Analysis. Med Acupunct, 2017. 29(5) : 276-289.

■ 松本 淳　集中治療および救急領域の鍼灸治療

Abstract

This paper presents recent reports in English on acupoint stimulation therapies including acupuncture provided for critically-ill patients in intensive care and emergency patients. Some of the reports indicate the possibility that therapies could contribute to improving gastric emptying and respiratory condition, preventing delirium, relieving symptomatic pain, decreasing sedative use and treating sepsis for patient in intensive care, while relieving pain for emergency patients. No serious adverse effects have been reported on acupuncture and other point stimulation therapies. Further well-conducted studies are expected to provide higher level evidence regarding the effects of acupuncture for the patients in these areas.

特集1
アラカルト

ドイツの大規模鍼治療研究と
定量的評価法をもちいた鍼治療研究の方向性

Large-scale study of acupuncture in Germany and the direction of quantitative assessment approach

東北大学サイクロトロン・ラジオアイソトープセンター　関　隆志　SEKI Takashi

 定量的な評価方法，，血流量，作用機序，難治性疾患，超高齢社会，健康保険，医学教育

quantitative assessment, blood flow, functional mechanism, intractable disease, super aging society, health insurance, medical education

　Acupuncture randomised trialは，腰痛と変形性膝関節症に対する鍼治療をドイツで健康保険の適用とする根拠となり，また日本の鍼治療や経穴・皮膚の働きを再考させる研究となった。経穴ではない部位に針先を刺すだけで，腰痛，緊張性頭痛，片頭痛に対する鎮痛効果を認めたのである。伝統的に言われている経穴の効能に，鍼灸治療時の血流量の変化という定量的なエビデンスを加えて検討することで，鍼灸治療の作用機序を探るヒントが得られる。また，定量的評価法を活用し，難治性疾患にたいする新しい鍼灸治療を開発することが可能である。このような鍼灸治療に対する定量的なエビデンスの構築は，超高齢社会の医療介護分野におけるひとつの施策として，国家主導で取り組むに値するのではないだろうか。

ドイツの大規模鍼臨床試験

　2007年からドイツでは腰痛と変形性膝関節症に対する鍼治療が健康保険の適用となった。このように一国の健康保険行政に影響を与え，また日本の鍼治療や経穴・皮膚の働きを考えさせられた研究が，同一のグループによる一連の臨床試験であった。

　Lancet, JAMA, BMJ, Archives of internal medicineという臨床の一流雑誌に掲載されたAcupuncture randomised trial（以下ART）は，腰痛，変形性膝関節症，緊張性頭痛，片頭痛に対する鍼治療の効果を評価するために，Minimal acupuncture（以下MA，図1，2）という，経穴ではないところに鍼先を浅く刺すだけの刺激を対照の介入方法に選んだ。経穴にしっかりと鍼治療をした時とMAとを比較すると，腰痛，緊張性頭痛，片頭痛において，1カ月間の鎮痛効果

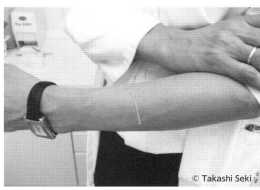

図1　MA. ARTに参加した施設のひとつ
　　　The TCM Clinic Bad Kötztingにて（2006年5月22日）

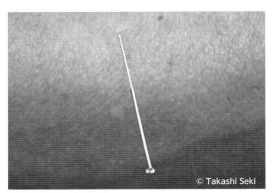

図2　MAの拡大図

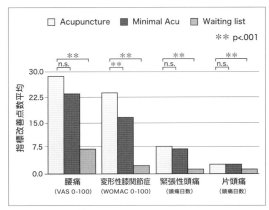

図3　ARTの結果

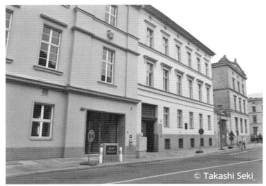

図4　Dr. Witt と Dr. Brinkhaus の研究室のあった Charité Hospital, Humboldt University of Berlin の Institute of Social Medicine, Epidemiology, and Health Economics.

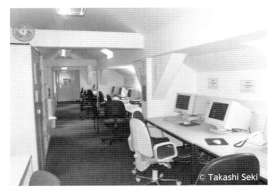

図5　ARTのデータ処理をした部屋. Charité Hospital, Humboldt University of Berlin.

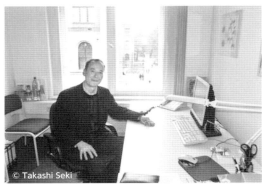

図6　Dr. Brinkhausの研究室（窓の外には病理学者Virchowが教鞭を執った階段教室がみえる）

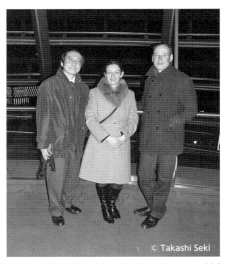

図7　Dr. Witt（中央）, Dr. Brinkhaus（右）と共に（2006年4月18日；ベルリンのドイツ連邦議会議事堂にて）

に統計上有意な差を認めないというものであった（図3）[1)2)3)4)]。

この論文に驚いて，2006年，ARTの著者たちに会うためにドイツに渡った。論文の著者らにとってもこの研究結果は大きな衝撃だった様子が伺えた（図4，5，6，7）。当初の計画では，経穴ではないところにごく浅く鍼を刺せば，治療効果の現れないネガティブなコントロールとなるはずだった。

刺鍼の深浅と刺鍼部位

鍼をごく浅く刺すわが国の鍼治療は，中医学で行われる刺鍼法とは大きく異なるものであるが，この臨床試験の結果は，わが国の鍼治療の流派による治療効果の機序の一端を示すということも言えるのかもしれない。ARTで腰痛，変形性膝関節症，緊張性頭痛，片頭痛に対して用いられた経穴とMAの治療点を表1，2に示す[5)6)]。

Brinkhaus BとLinde Kは，それぞれ腰痛，変形性膝関節症および片頭痛患者の中医学的証と試験で実際に使われた経穴を示している[7)8)9)]。Melchart Dは，緊張性頭痛の試験で実際に使われた経穴，得気の得やすさを分析しており，興味深い[10)]。

ARTの結果は，経穴と経穴でない所とにかかわらず，ごく浅く鍼を刺すことで，それなりの鎮痛効果が得られる可能性を示唆すると言うことができる。現在，わが国の死因の3位が肺炎であるが，私がかつて博士論文の課題として当時の老年呼吸器内科の教授から誤嚥性肺炎治療の鍼治療を開発するように命じられた時，教授が冗談交じりにおっしゃったのは，鍼をブツブ

表1　ARTの鍼治療群の配穴

1-1．腰痛

局所経穴	最低4つの局所経穴の左右に鍼治療をおこなった　脾兪，下髎，胃倉，秩辺，環跳，腰陽関，命門，懸枢，脊中，華佗夾脊穴，十七椎下穴
遠隔経穴	最低2つの遠隔経穴の左右に鍼治療をおこなった　後渓，委中，崑崙，申脈；太渓，復溜；風市，陽陵泉，足臨泣；太衝；大椎，百会

患者が局所であるか偽根性感覚を経験していた場合には，少なくとも2つの局所経穴に鍼治療をおこなった。
耳穴やトリガーポイント
可能なら得気を得る
各セッションの間に少なくとも一回，手動で刺激

1-2．変形性膝関節症

局所経穴	最低6つの局所経穴に鍼治療をおこなった　梁丘，犢鼻，足三里；陰陵泉，血海；委中；陰谷；膝関，陽陵泉，曲泉，鶴頂，膝眼
遠隔経穴	最低2つの遠隔経穴に鍼治療をおこなった　公孫，商丘，三陰交；頰車，脾兪，承山，飛揚，崑崙，申脈；太渓

可能なら少なくともセッション毎に一回以上得気を得る
各セッションの間に少なくとも一回，手動で刺激

1-3．緊張性頭痛

基本経穴	風池，肩井，太衝
オプション経穴	
前頭部痛	合谷，上星，印堂，太陽，内庭，聴会
頭頂部痛	百会or上星，四神聡
頸部痛	天柱，崑崙or申脈；大椎or後頂；後渓or養老
疲労を伴う全頭痛	太陽，三陰交or陰陵泉，足三里or豊隆，中脘
ジメジメしたり寒い気候で悪化する頭痛	合谷，大椎，上関，支溝，懸鍾
風寒湿	合谷，大椎，支溝，陽陵泉
風寒	合谷，列欠，外関，大椎

可能なら少なくともセッション毎に一回以上得気を得る
各セッションの間に少なくとも一回，手動で刺激
一回の治療で鍼は25本以下

1-4．片頭痛

基本経穴	風池，丘墟or足臨泣or地五会，百会，太衝，中渚or外関，太陽を両側
オプション経穴	
主に前頭部痛	上星，印堂，攢竹，陽白，合谷，地倉
主に側頭部痛	角孫，率谷，完骨，頭維
眼の奥の痛み	頭維，糸竹空
月経に伴う頭痛	三陰交，行間，血海
悪心，嘔吐を伴う	中脘，内関
ストレスや怒りで誘発される	行間，蠡溝
疲労で誘発される	足三里，関元

可能なら少なくともセッション毎に一回以上得気を得る
一回の治療で鍼は25本以下

表2　ARTのMAの治療点

MA 治療点	位　置
三角筋 MA 点	三角筋（臂臑）と肩峰の中央
上腕 MA 点	天府の橈側2cun
前腕 MA 点	少海と神門の間1/3の尺側1cun
肩甲骨 MA 点	肩甲骨下部端の横1cun
腸骨棘 MA 点	左肋骨弓の垂線上で上前腸骨棘より上2cun
背部ⅠMA 点	第4腰椎棘突起の横5cun
背部ⅡMA 点	第5腰椎棘突起の横5cun
大腿ⅠMA 点	足太陰脾経と足陽明胃経の間で膝蓋骨上端の上6cun
大腿ⅡMA 点	膝蓋骨の上端の上4cun
大腿ⅢMA 点	足太陽膀胱経を避けて風市の背側2cun

刺激をする手技や得気を得ることのないようにした
8週間の間に12回おこなった
1 cun は，患者の母指の指節間関節の幅と定義する

ツとたくさん刺せば効くのではないか，ということであった。私はそれに対して，鍼は経穴に刺すもので診断に基づいて鍼を刺す経穴を決めるのです，と答えたものであった。しかし，その時教授のおっしゃったことも，あながち間違いではなかったように，今になれば思われる。経穴であるか否かにかかわらず，皮膚への刺激には少なくとも鎮痛効果があるが，経穴の方が非経穴部位よりも効果が大きい，ということなのかもしれない。経穴とはどのようなものなのかを再検討する良い材料ではないだろうか。今後の検討が待たれる。

大規模試験の社会的背景

　この大規模臨床試験は，ドイツの健康保険会社の連邦委員会や連邦社会保険局などドイツの保健当局からの要請で，鍼治療を日常的な健康保険の適用にするべきかどうかを調べる目的でおこなわれた[3]。1990年代に，健康保険の適用だった鍼治療の費用の支払い額が大きく，鍼治療が本当に有効か否かを確認する目的で施行されたといわれる。このような社会的な背景があり，大きな予算を獲得して試験をおこなうことができた。ドイツよりも鍼灸治療に伝統のあるわが国でこそ，国主導でこのような研究を推進する価値があるだろう。しかしドイツでは，鍼治療を行いたい医師のための専門医制度とその中での教育システムが完備されており，中医鍼灸を学んでいる多くの人材が大規模な試験を可能にしている点も見逃すわけにはいかない。

鍼の定量的評価ー動脈の血流量

　伝統医学は「言い伝え」の集積と言えなくもない。最近でこそ漢方や鍼灸の効能を科学的に評価する研究が次第に増えてきてはいるが，それ以前は定量的に漢方や鍼灸の効果を評価することが容易ではなかった。経穴のそれぞれに特有の働き（穴性）があると言われており，渡邉の研究[11]では，1つの経穴についてですら書籍によって効能の記載が異なることが示されている。経穴の位置

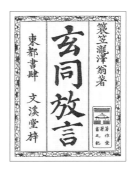

図8　『玄同放言』の表紙
玄同放言 日本随筆大成第1期 5／
滝沢馬琴：吉川弘文館，1975.

表3　三河の百姓満平家の相伝の灸法

足三里	毎月	1	2	3	4	5	6	7	8日
右		8	9	11	11	9	9	8	8壮
左		9	11	11	11	10	9	9	8壮

『玄同放言』より作成

が国や流派により異なったり[12]，証の定義が国により異なったり[13]と，経穴の効能にかぎらず，このような問題を抱えていることは伝統医学の特徴のひとつということができる。

『南総里見八犬伝』の著者・曲亭馬琴は『玄同放言』（図8）の中で三河の国の農民万平さん一家が長生きだったと記載している。長生きの秘訣を聞くと，毎月はじめの八日間に右と左の足三里穴にお灸を決められた壮数施すということがわかった（表3）。このような伝説とも言える話が残されるように，足三里穴は健康長寿のツボと認識されてきたようである。

私たちのグループでは，鍼治療をしたときの動脈の血流量を，カラードップラーエコーをもちいて定量的に測定することで，鍼治療の効果を評価する試みを行った。この足三里穴に鍼治療をしたときの，大腸に血流を供給する上腸間膜動脈の血流量を心拍一拍ごとに計測した。鍼を刺入して捻転した後に血流量が有意に増えていくことが認められた。しかし，太衝穴への同様の鍼治療では，上腸間膜動脈の血流量に有意な変化は認められなかった[14]。

また，緊張しやすくて手足が冷えやすい人の治療に理気作用を持つ太衝穴を刺激することで手足の冷えを寛解させることができるが，その太衝穴に鍼を刺した時の橈骨動脈と上腕動脈の血流量を心拍一拍ごとに測定した。その結果，太衝穴への刺激によって腕に行く橈骨動脈と上腕動脈の血流量が増加することが示された[15]。

神闕穴と天枢穴をふくむ直径10cmの領域を0.1℃単位で温度制御できる温熱刺激装置により20分間40℃で加熱したときの上腸間膜動脈および上腕動脈の血流量を同じ方法で測定した。結果，驚くべきことに，上腸間膜動脈の血流量が増える一方で上腕動脈の血流量が減少することがわかった[16]。鍼灸治療では，体内の血流が改善する，という無意識の思い込みがあったが，どこかの血流量が増えれば，他のどこかでその分の血流量が減らなければつじつまが合わない。そのことが，定量的に示された。

こうした一連の研究から，鍼治療はその経穴の部位によって，体内の特異的な部位の血流量を増加ないし減少させるメカニズムを働かせることが明らかになってきた。

この動脈の血流量という定量的なエビデンスと文献に記載されている経穴の効能とを合わせて経穴の作用機序を検討してみた。

1978～2010年に出版された鍼灸の書物に書かれている足三里穴の効能[11]を表4のように6種類に分類してみた。最も多いのは「脾胃腸」に関わるもので，次に「元気にする」「巡らす」などの効能が記載されている書物が多いことがわかった。足三里穴に鍼刺激をしたときに上腸間膜動脈の血流量が増えるメカニズムをこ

足三里の効能の分類（案）

数字は各効能が記載されていた書籍の数

脾胃腸	82	元気にする	74	巡らす	65	気血・陰陽	27	温める	5
健脾	31	扶正	53	活絡	21	調和気血	13	温補脾陽	1
和胃	25	防病	7	化滞	12	補益気血	6	温胃	1
益胃	9	祛邪	5	理気	9	益気	3	温化寒湿	1
調理脾胃	8	疏風	5	化湿	6	和血	2	温運中焦	1
和腸	6	健体	3	化痰	4	養血	1	除寒	1
通腑	2	強壮筋脈	1	降逆	4	昇陽	1	その他	31
清理腸胃	1			活血	3	調済陰陽	1	通経	25
				消積	3			止痛	3
				消脹	1			鎮痙	2
				化瘀	1			鎮静	1
				導濁	1				

関隆志．経穴刺激時の血行動態の変化を加味した経穴の効能の検討．日本中医学会雑誌．2016；6（1）：3-11．

表4 足三里穴の効能の分類（案）

れらの文献の足三里穴の効能から仮説を立ててみた[17]。このように文献の効能に，定量的な経穴の効果を含めて，経穴を刺激したときの人体で起こっている作用を推測する方法は，経穴の効能を研究する1つの手法となり得ると考えられた。

足三里穴・太渓穴と嚥下反射

伝統医学は確かに言い伝えではあるが，現代の定量的な評価方法を用いることで難治性の疾患や症状に対する新しい鍼灸治療を提示することも可能だと思われる。菊地らは，脳血管障害後遺症により嚥下機能が悪化し，誤嚥性肺炎の既往歴のある患者を，0.6mm長のパイオネックスを足三里穴と太渓穴に刺す群と，鍼のついていないパイオネックスを経穴に貼付する群，および0.6mm長のパイオネックスを非経穴に刺す群の3群に分け，鍼治療前後の嚥下反射潜時の変化を比較した。それにより，鍼を経穴に刺した群のみにおいて嚥下反射潜時が改善することを示した[18]。この鍼治療は嚥下造影法により嚥下そのものを改善することが示されている[19]。誤嚥は嚥下と吸気の機能の不調によると考えることができ，足三里で胃の通降を回復させ，太渓で腎の納気を改善することで嚥下機能が回復するのではないかと考えてつくった配穴である。さらにこの鍼治療に腎兪穴への鍼刺激を加えることで，高齢者の歩行障害の改善に結びつく可能性を示した[20]。

緑内障と中医学的配穴

わが国の中途失明の第一の原因は緑内障であり，薬物療法および手術療法では眼圧の制御が困難な患者がいる。そうした患者に対し太衝，太渓，三陰交，肝兪，腎兪，風池，足三里，攅竹，四白，太陽の十箇所の左右の経穴を刺激するこ

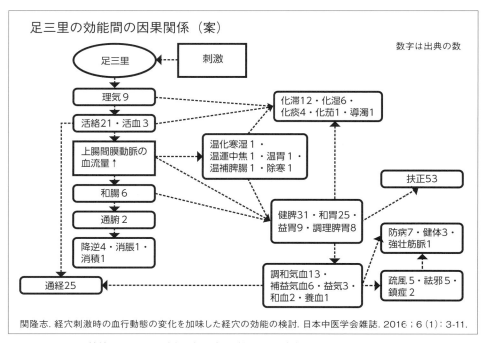

図9　足三里の効能間の因果関係：中医生理学からの試案

とでその場で視力が改善し眼圧が下がり，週2回施術することで1カ月後には眼圧，視力の有意な改善を認めた[21]。太衝，太渓，三陰交，肝兪，腎兪，風池は肝および腎の調整，足三里は眼への補気，攅竹，四白，太陽は眼に近い局所効果を狙って配穴した。中医学的に緑内障の原因の多くが肝と腎の異常に起因しているからである。われわれはこの鍼治療が眼球への血流量を増やすことで緑内障に対する治療効果を生じている可能性を示した[22]。

このように中医学の理論から難治性の病態に対するあたらしい鍼治療法を創出することも可能である。中国，香港，韓国などでは，難治性の病態や病気に対して新しい方剤や鍼治療法を開発しビジネス化しようという活発な動きがある。

定量的研究による治療法の再構築

定量的な評価法を用いて鍼灸治療の効果の評価をおこなうことにより，臨床的には難治性疾患の治療法の新規開発，基礎医学的には経穴の効能の解明など，「言い伝え」に過ぎなかった鍼灸治療を，定量的に効果を評価できる治療法として再構築し，現代の医療の現場に導入し，より効果的により安全に用いる基盤をつくることが可能になるかもしれない。超高齢社会の医療介護分野におけるひとつの施策として国家主導で取り組むに値すると思われる。

〈参考文献〉

1) Brinkhaus B, Witt CM, Jena S, Linde K, Streng A, Wagenpfeil S, et al. Acupuncture in patients with chronic low back pain：a randomized controlled trial. Arch Intern Med. 2006；166（4）：450-7.
2) Witt C, Brinkhaus B, Jena S, Linde K, Streng A, Wagenpfeil S, et al. Acupuncture in patients with osteoarthritis of the knee：a randomised trial. Lancet. 2005；366（9480）：136-43.
3) Melchart D, Streng A, Hoppe A, Brinkhaus B, Witt C, Wagenpfeil S, et al. Acupuncture in patients with tension - type headache：randomised controlled trial. BMJ. 2005；331（7513）：376-82.
4) Linde K, Streng A, Jurgens S, Hoppe A, Brinkhaus B, Witt C, et al. Acupuncture for patients with migraine：a randomized controlled trial. JAMA. 2005；293（17）：2118-25.
5) Brinkhaus B, Becker-Witt C, Jena S, Linde K, Streng A, Wagenpfeil S, et al. Acupuncture Randomized Trials（ART）in patients with chronic low back pain and osteoarthritis of the knee - design and protocols. Forschende Komplementarmedizin und klassische Naturheilkunde = Research in complementary and natural classical medicine. 2003；10（4）：185-91.
6) Melchart D, Linde K, Streng A, Reitmayr S, Hoppe A, Brinkhaus B, et al. Acupuncture Randomized Trials（ART）in patients with migraine or tension-type headache--design and protocols. Forschende Komplementarmedizin und klassische Naturheilkunde = Research in complementary and natural classical medicine. 2003；10（4）：179-84.
7) Brinkhaus B, Witt CM, Jena S, Linde K, Streng A, Irnich D, et al. Interventions and physician characteristics in a randomized multicenter trial of acupuncture in patients with low-back pain. J Altern Complement Med. 2006；12（7）：649-57.
8) Brinkhaus B, Witt CM, Jena S, Linde K, Streng A, Hummelsberger J, et al. Physician and treatment characteristics in a randomised multicentre trial of acupuncture in patients with osteoarthritis of the knee. Complement Ther Med. 2007；15（3）：180-9.
9) Linde K, Streng A, Hoppe A, Brinkhaus B, Witt CM, Hammes M, et al. Treatment in a randomized multicenter trial of acupuncture for migraine（ART migraine）. Forsch Komplementmed. 2006；13（2）：101-8.
10) Melchart D, Streng A, Hoppe A, Brinkhaus B, Becker-Witt C, Hammes M, et al. The acupuncture randomised trial（ART）for tension-type headache-details of the treatment. Acupunct Med. 2005；23（4）：157-65.
11) 渡邉大祐：基于循証医学的腧穴効能研究. 天津中医薬大学. 2013.5
12) 第二次日本経穴委員会：詳解・経穴部位完全ガイド 古典からWHO標準へ，医歯薬出版，2009
13) 村松睦：対比で学ぶ漢方入門. たにぐち書店, 2000
14) Watanabe M, Takayama S, Yamamoto Y, Nagase S, Seki T, Yaegashi N. Haemodynamic changes in the superior mesenteric artery induced by acupuncture stimulation on the lower limbs. Evidence-based complementary and alternative medicine：eCAM.

2012 ; 2012 : 908546.
15) Takayama S, Seki T, Watanabe M, Monma Y, Yang SY, Sugita N, et al. Brief effect of acupuncture on the peripheral arterial system of the upper limb and systemic hemodynamics in humans. J Altern Complement Med. 2010 ; 16（7）：707-13.
16) Takayama S, Seki T, Watanabe M, Takashima S, Sugita N, Konno S, et al. Changes of blood flow volume in the superior mesenteric artery and brachial artery with abdominal thermal stimulation. Evidence-based complementary and alternative medicine：eCAM. 2011 ; 2011 : 214089.
17) 関隆志：経穴刺激時の血行動態の変化を加味した経穴の効能の検討. 日本中医学会雑誌. 2016；6（1）：3-11.
18) Kikuchi A, Seki T, Takayama S, Iwasaki K, Ishizuka S, Yaegashi N. Effect of press needles on swallowing reflex in older adults with cerebrovascular disease：a randomized double-blind controlled trial. Journal of the American Geriatrics Society. 2014 ; 62（12）：2438-40.
19) Seki T, Iwasaki K, Arai H, Sasaki H, Hayashi H, Yamada S, et al. Acupuncture for dysphagia in poststroke patients：a videofluoroscopic study. Journal of the American Geriatrics Society. 2005 ; 53（6）：1083-4.
20) Seki T, Kurusu M, Arai H, Sasaki H. Acupuncture for gait disorders in the elderly. Journal of the American Geriatrics Society. 2004 ; 52（4）：643-4.
21) Kurusu M, Watanabe K, Nakazawa T, Seki T, Arai H, Sasaki H, et al. Acupuncture for patients with glaucoma. Explore (NY). 2005 ; 1（5）：372-6.
22) Takayama S, Seki T, Nakazawa T, Aizawa N, Takahashi S, Watanabe M, et al. Short-term effects of acupuncture on open-angle glaucoma in retrobulbar circulation：additional therapy to standard medication. Evidence-based complementary and alternative medicine：eCAM. 2011 ; 2011 : 157090.

（〒980-0004　仙台市青葉区宮町3-5-15）

Abstract

Acupuncture Randomized Trial has allowed acupuncture treatment for back pain and knee osteoarthritis to be covered by public health insurance in Germany and has led to encouraging a review of Japanese acupuncture therapy as well as the functions of the acupuncture points and the skin. It has been evidenced that even a needlepoint insertion in the non-acupuncture point region has an analgesic effect on back pain, tension headache, and migraine. You will get an inspiration to explore a functional mechanism of acupuncture and moxibustion if you take advantage of a quantitative evidence of the blood flow changes during treatment in addition to the traditionally-recognized efficacy of the points. Moreover, quantitative assessment will possibly open the way for development of a new acupuncture/moxibustion treatment for intractable diseases. Establishment of quantitative evidences for acupuncture and moxibustion is a scheme in the field of medicine and nursing care in the super aging society, worth challenging under the government initiative.

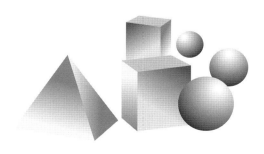

特集1
アラカルト

鍼灸の社会学的研究について

Sociological approach to acupunctue and moxibustion

筑波技術大学 　形井秀一（かたい しゅういち）　KATAI Shuichi

鍼灸社会学，厚労省，東洋療法学校協会，医道の日本，調査，研究
acupuncture-moxibustion sociology, Ministry of Health and Welfare, Japan College Association of Oriental Medicine, The Japanese Journal of Acupuncture & Manual Therapies, Japanese medical ethics, investigation

　1998年のいわゆる福岡裁判の結果，鍼灸学校数が4倍に増加し，鍼灸界においては，女性の進出，対象疾患の広がりなど，変化の兆しが見えるが，鍼灸受療率が好転するなどの変化はまだなく，鍼灸の社会的認識や制度上の地位を向上させるなどの努力が必要である。そのためには，思想・哲学の違いを越えた「あはき」臨床の理論と方法のより大きな統合や，日本鍼灸の優れた特徴を明らかにし，世界の人々の健康増進に役立てることなどは検討すべき課題であろう。鍼灸の有効性の立証は重要であるが，鍼灸の社会的な位置やあり方，社会への浸透のための方法の研究を行うなど，社会科学的な検討も重要であり，その基礎データとなる調査研究も必要であろう。

はじめに

　鍼灸の研究は，明治以来，基礎研究や臨床研究を中心に行われてきたが，社会学的な視点からの研究も重要であると考える。だが，その重要性は臨床の場では切実には感じにくい。そのため，臨床に直結する基礎研究や臨床研究は評価されるが，社会学的な研究は，基礎や臨床の研究に比べて，その評価が相応であるとは言いがたい。しかし，鍼灸を社会学的に検討することが重要であることは，誰もが理解できることであるはずだ。

　例えば，鍼灸界においては，のちのち「鍼灸発展の画期」となったと言われるであろう出来事が1998年に起きた。「いわゆる福岡裁判」である。この裁判の原告勝訴により，柔道整復校のみならず鍼灸学校への規制も撤廃され，鍼灸学校の新設と定員数の増加が認められた[1]。その結果，2000年代に入ってから鍼灸界には様々な変化が生じたが，最も注目すべき変化は，鍼灸を学べる大学や専門学校数が4倍以上になったことである（図1）。これは，日本の鍼灸分野の構造的変化に関わる問題であり，量的変化が質的変化に繋がれば，臨床施術分野はもとより，基礎や臨床研究にも影響が現れるであろう。

　また，日本では，鍼灸は，「あん摩マッサージ指圧師，はり師，きゅう師等に関する法律」[2]

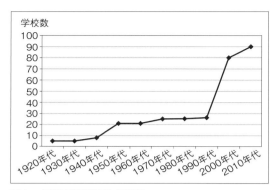

図1　鍼灸専門学校数の推移

表2　あん摩マッサージ指圧師、はり師およびきゅう師に係る学校養成施設認定規則の一部を改正する省令の施行について（通知）

	現　行	改正後
あん摩マッサージ指圧	77	85
はり師	79	88
きゅう師	77	86
あん摩マッサージ指圧師，はり師	86	94
あん摩マッサージ指圧師，きゅう師	84	92
はり師，きゅう師	86	94
あん摩マッサージ指圧師，はり師，きゅう師	93	100

文部科学省初等中等教育局長，文部科学省高等教育局長，厚生労働省医政局長　28文科高第1238号，医政発0331第71号，平成29年3月31日

の下に成り立っているが、療養費による支給が6疾患に認められており（表1）、医療の補足的な役割を担う分野として位置づけられていると言えよう。

さらに、鍼灸は、患者の治療を行う医療行為であり、理論と技術で成立しているが、その一方で、実際の臨床の成立には、患者の生活する時代の社会状況も色濃く反映する。ここ数年の間にも、あん摩マッサージ指圧師養成学校の新設の可否の論議、カリキュラム改正（表2）、ISO（注1）における鍼灸用具の世界標準化、療養費支給制度の見直し、ICD-11（注2）への東洋医学組み込みなど、鍼灸の存続に関わる社会的制度や標準化に関わる課題の検討が行われてきた。日本のみならず世界を視野に入れた社会学的な視点が、求められるようになっている。

このように、鍼灸を社会との関係で見ていくと、鍼灸の現代における有り様が見えてくる。鍼灸は、人体の疾病や愁訴の治療が目的の（広い意味での）医学の一領域であり、社会との関わりを抜きには成立しない。そう考えることは、鍼灸を理解する上でますます重要となってきた。

そのような意味から、本稿では、社会学的な視点の鍼灸研究について述べてみたい。

表1　療養費の支給と鍼灸

●療養費払い（社会保険）の対象疾患
1. 神経痛
2. リュウマチ
3. 頚腕症候群
4. 五十肩
5. 腰痛症
6. 頚椎捻挫後遺症（1996年から）

●また、国民健康保険で支払いを実施する市町村あり

療養費の支給要件
慢性病で
①保険医療機関において、所期の効果が得られなかったもの
②治療効果が現れていないと判断された場合
③医師が、鍼灸施術を認め、同意した場合
医師の「同意書」必要であるが、現在は「診断書」でも良いことが、認められている。

注1：ISO＝ISO（International Organization for Standardization, 国際標準化機構）：電気以外の工業分野の国際規格を策定するための非政府組織。本部はジュネーブ。スイス民法による非営利法人。各国1機関が参加できる。近年は、工業製品のみではなく、知的財産も対象とするようになってきた。

注2：ISO＝International Statistical Classification of Diseases and Related Health Problems（疾病及び関連保健問題の国際統計分類）。死因や疾病の国際的な統計基準としてWHO（世界保健機関）により公表される分類。1900年に国際統計協会により制定され、以降10年毎に見直しを行っている。死因や疾病の統計などの国際的な比較や、医療機関における診療記録の管理などに活用される。日本の医療も、この分類を基本とするが、2018年6月に、東洋医学の疾

病分類も加えられる予定。鍼灸関連の証分類も含まれており、日本の医療制度の中で、鍼灸の位置づけを論議の俎上に載せる機会が出現することが期待される。

厚労省、国民生活基礎調査、療養費払いの推移

まず、鍼灸という分野が、日本の人々の健康にどのように役立っているのか、鍼灸施術の需要がどれくらいあるのかを見てみたい。

1．医療従事者数

日本の医療に関わる現状の把握やその改善の方向を示すのは政府の担うところであるが、その基本的な実務を担当するのは厚生労働省である。厚労省からは『衛生行政報告例』（注3）が出されており、日本の医療の現状を知る良い資料である。例えば、日本の医療従事者数を見ると、図2のように、看護師が百万人を越えて最も多く、医師は30万人を越え、薬剤師は30万人弱、歯科医師は10万人弱で、いずれも増加し続けている。また、2014年～16年で増加率の最も高いのは理学療法士であるが、鍼灸師、柔整師も増加を続けており、はり師、きゅう師ともに、10万人を越えていることが分かる。

2．鍼灸通院率

厚生労働省はまた、国民の生活全般について、「統計法」に基づいた調査をし、その結果を公表している。その「基幹統計」となるのが「国民生活基礎調査」[3]である。これは、「保健、医療、福祉、年金、所得等国民生活の基礎的事項」を調査するもので（表3）、このデータに基づいて、例えば『厚生労働白書』（注4）なども発行されている。

注3：『衛生行政報告例（保健・衛生行政業務報告）は、「統計法」に基づく一般統計調査で、「衛生関係諸法規の施行に伴う各都道府県、指定都市及び中核市における衛生行政の実態を把握し、衛生行政運営の基礎資料を得ることを目的とする。」として、実施されている[4]。

注4：白書とは、日本の中央省庁から発刊される刊行物で、日本の実情や政策の現状についてまとめられたもの。

さて、鍼灸・あん摩の分野は医療制度の中に補足的に位置づけられていると述べたが、鍼灸やあん摩の項目は「国民生活基礎調査」に入っており、傷病者の通院率の項目に「施術所」も含まれている。その傷病者のあんま、はり、きゅう、柔道整復師の施術所への通院率の推移を見ると、図3のようである。1970年代には、2～3％であったが80年代の半ばから大きく上昇を始め、2013年にピーク（9.3％）となり、直近では8％くらいである。しかし、これ

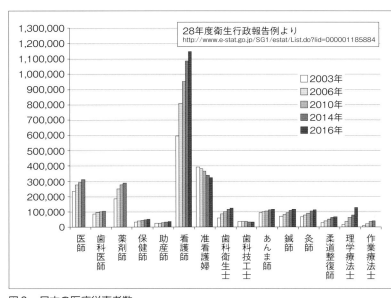

図2　日本の医療従事者数

は，あん摩マッサージ指圧と柔道整復を含む数値で，鍼灸よりむしろ他の2施術の割合が大きく反映されていると考えられる。

一方，民間で行われる全国規模の調査研究は鍼灸界では，90年代までは，まとまった研究はほとんどみられなかった。しかし，2000年代に入ると，Yamashita[5]を始め，石崎[6]，藤井[7]，矢野[8) 9)]らによる研究が行われ，国の統計の不十分なところの指摘や独自の角度からの研究が報告されるようになり，鍼灸界の社会学的な研究が活気を帯びてきた。それらの研究によると，2000年以降の鍼灸受療率（年間1回以上受療した人の率）については，総じて言うならば，国民の5％前後から7～8％であるということになる。受療率については，森ノ宮医療大学鍼灸情報センターが発信する情報も参考になる[10]。

このように，2000年以降の鍼灸界の構造的な変化は，まだ受療率の向上に結びついていない。むしろ現時点では受療率の低下傾向も報告され，マイナスの影響が出ているように見られる。鍼灸が国民の健康に資するためには今後さらに様々な創意工夫とアプローチが必要である。

3．国民医療費と施術療養費払い

国の医療費の増大は大きな問題となっており，保険制度自体を見直さなければならない状況になっている。

「はじめに」で述べたように，鍼灸には保険対象（療養費払い）となる6疾患がある（表1）。しかし，同じ施術業に分類されるあん摩マッサージ指圧（以下，あマ指）と柔道整復と鍼灸を合わせた療養費の合計額と国民医療費の推移を比較すると図4のようになる。施術の療養費は，1986年には国民医療費全体（17兆円）の中で占める割合はわずか0.74％であったが，その後毎年

表3　国民生活基礎調査

昭和六十一年厚生省令第三十九号
　国民生活基礎調査規則
統計法（昭和二十二年法律第十八号）第三条第二項及び第十二条第二項の規定に基づき，国民生活基礎調査規則を次のように定める。
（趣旨）
第一条　統計法（平成十九年法律第五十三号。以下「法」という。）第二条第四項に規定する基幹統計である国民生活基礎統計を作成するための調査（以下「国民生活基礎調査」という。）の施行に関しては，この省令の定めるところによる。
（調査の目的）
第二条　国民生活基礎調査は，保健，医療，福祉，年金，所得等国民生活の基礎的事項を調査し，厚生労働省の所掌事務に関する政策の企画及び立案に必要な基礎資料を得るとともに，各種調査の調査客体を抽出するための親標本を設定することを目的とする。

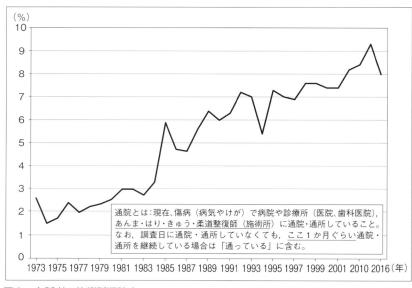

図3　有訴者の施術所通院率

増加し，1996年（国民医療費：28.5兆円，以下同じ）には0.92％，2006年（33兆円）には1.12％，2009年（36兆円）には最も多い1.33％まで増加し，その後微減して，国民医療の総額が40兆円を越えた2013年には，1.21％となった（図4）。鍼灸は先に述べた受療率のみならず，国民医療費の中に占める割合も，非常に低いことが明らかである。このことからも，鍼灸に対する期待度が低い現状が分かる（注5）。

注5：図4で，柔道整復，あはきのグラフは数値が低く，ほとんど見えない。国民医療費の中で割合がいかに低いかを視覚的に分かるように示した。

4．療養費払い

国民医療費における，柔整，鍼灸，あん摩マッサージ指圧の「療養費の支給」額の推移を比較すると（図5），1986年には，鍼灸（54億円）は，柔整（1,191億円）のほぼ4.5％，あマ指（24億円）の2.25倍であったが，1997年に鍼灸（65億円）は柔整（2,549億円）の約2.5％と差が大きくなり，さらに，あマ師（71億円）にも抜かれた（91.5％）。その後，支給額はさらに増加したが，2013年には，鍼灸（365億円）は柔整（3,855億円）のほぼ10％，あマ指（637億円）に対しては57％となっている。

このように，療養費の額の推移から見ると，1997年には柔整とは約40倍の差があったが，徐々に差は縮まり，2013年には10倍の差となった。その一方で，あマ指に対しては，1986年では，鍼灸の方が支給総額は高

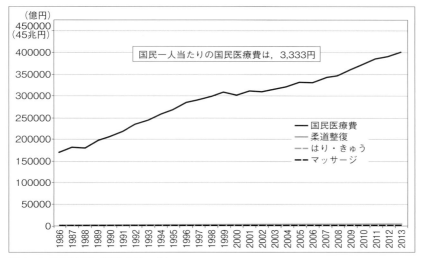

図4　国民医療費（保険支払い分）

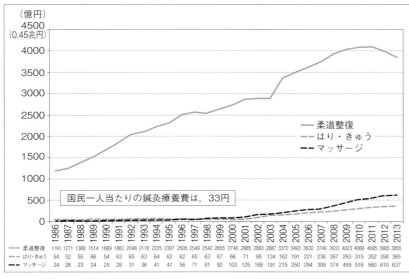

図5　療養費支給額の推移

かったが，97年に逆転されてから差は広がり，2013年には1.7：1と鍼灸の方が少ない状況となっており，現在，鍼灸は施術分野の中で最も低い年間療養費支給額である。

鍼灸は8世紀から日本の医療制度を担ってきたが，以上のように，明治維新（19世紀中葉）以降の日本の医療体制下では周辺の位置にあり，国民の健康の維持増進に補足的な役割を担う立場となってはいる。今後，その役割を高め，増すための余地はまだ大いに残されており，今後の日本の医療に資する役割をどのように発展させるかが鍼灸の課題である。

東洋療法学校協会，卒業生調査

次に，教育機関が行った卒業生対象の調査について，見てみたい。

1．日本の鍼灸師養成機関

はり師，きゅう師（鍼灸師）の資格は，高卒3年以上の課程で必要単位を取得し，国家試験に合格したものに与えられる（あはき法第1条，第2条，表4）。鍼灸を学べる高卒課程を持つ教育機関は，大学と専門学校で102校（12大学，90専門学校），支援学校等は65校（盲学校59校，センター他6校）ある（表5）。専門学校90校の内45校（組織率50.0％）で東洋療法学校協会が組織され，あはき師養成施設の教育の振興を図り，国民の保健衛生の向上

表4　鍼灸の法律

「あん摩・マッサージ指圧師，はり師，きゅう師等に関する法律（1947年施行）」
- 医師以外の者で，これを業としようとする者は，それぞれの免許を受けなければならない。（法第1条）
- 高卒，3年以上の課程で，93単位以上取得した後，国家試験に合格した者。（法第2条）（1988年法改正）
- 独立開業権がある。

表5　鍼灸（あマ指）師の教育（2018年4月から）

国家試験受験資格
- 高卒後3年以上の指定養成学校での教育
- 100単位以上取得（はき＝94単位，あま指＝85単位）
  基礎分野（一般教育等）；14
  基礎専門分野；27（西洋医学；25，鍼灸学；2）
  専門分野；59
- 国家試験…合格率80％台

教育機関
- 90専門学校
- 7教員養成課程
- 12大学，7大学院
  ※国家試験受験：1学年…約4500名（平成28年度）
- 60盲学校，6視障センター他
  ※1学年…約500名

に寄与する活動が行われている。

2．東洋療法学校協会の卒業生調査

この東洋療法学校協会が行っている調査の目的は，「今後の学校教育・学校経営に資する基礎資料を得ること」[11]である。24年の間に，5年ごと（1回から2回の間は4年）に，卒後5年間の卒業生を対象に調査を重ねてきた（表6）。この調査は第1回が1996年，第2回が2001年であり，学校数増加前9年間の卒業生と，その後15年間の卒業生とでどのような違いがあるのか，あはき界の変化を学校教育終了直後の状況の変遷から見るのに好材料である。第2回と第3回の間に12校の新たな加

表6　「あん摩マッサージ指圧師、はり師及びきゅう師免許取得者の進路状況アンケート調査」の目的と実施年

- あはき師等法に関する法律の一部改正をする法律（1988年）に伴う新制度における学校・養成施設卒業者が，国家試験に合格し，免許取得後どのような進路をとり，就職活動及び社会活動の場を選択しているか実態調査を行い，今後の学校教育・学校経営に資する基礎資料を得ることを目的とした。（第4回調査「報告書（要約版）」より，要約・抜粋。）

- 調査年月，学校数
  第1回調査；1996年10月（1993～1996年の4年間），28校
  第2回調査；2001年10月（1997～2001年の5年間），29校
  第3回調査；2006年10月（2002～2006年の5年間），41校
  第4回調査；2011年10月（2007～2011年の5年間），46校
  第5回調査；2016年10月（2012～2016年の5年間），47校

盟があったことが目を引く。

第5回（2016年実施）の調査対象は、平成24年〜平成28年に、東洋療法学校協会の加盟校44校と非加盟校3校の計47校を卒業した者で、国家試験に合格し、あはき師の免許を取得した約11,600名であった。郵送で調査票を送り返信用封筒で回収した。実施期間は、平成28年10月1日〜10月24日の間で、有効回答は2,615件（24％）であった。

1）回答者の在籍課程

回答者が所属していた課程の割合は、鍼灸が46.8％、あはきが38.9％、あマ師が11.2％であった。

2）男女比

卒業生の男女比は、この24年間に調査毎に差は縮まり、2016年にはほぼ同じくらいの比率となってきたことが分かる（図6）。過去24年間に、卒後5年間の卒業生の中の女性の比率は増加しており、それは、女性鍼灸臨床家の増加に繋がり、婦人科や不定愁訴、あるいは、内科や心理的な問題などの愁訴を抱える患者の取扱が増えるなど、対象患者の多様化に繋がっている可能性のある変化である。

3）報酬または給与

鍼灸師、あま指師の報酬や給与も鍼灸師の社会的な位置を計る際の目安になる。

卒後5年間の平均の報酬または給与は、第5回調査では、20万円以上から25万円未満が最も多く21.7％であったが、20万円未満の低い給与の層が全体の50％以上を占め、中でも、10万円未満の比率が高い。この10万円未満の比率は、調査の回を追う毎に増え続けた（図7）。しかし、5回の調査では、全体の平均給与（卒後各5年間）の推移は、ほぼ20万円と横ばいであった。あはき免許取得後5年間の給与は、コメディカルと比較しても低いことがうかがわれる。

この結果から、あはき師の

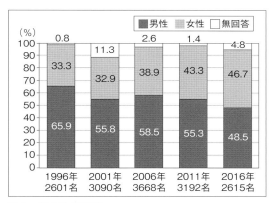

図6　男女比の変遷

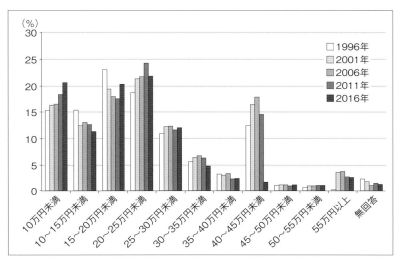

図7　報酬または給与

報酬や給与が上昇しない現状が続いていると言わざるを得ない。個人事業主が多い状況は変わらないが，2000年に介護保険制度が施行されてから，鍼灸やあん摩の治療を会社組織で展開する形が拡大するなどの組織的な変化も起きている。独立開業権があることが鍼灸界の魅力の一つであったが，雇用されることを望む新卒者が増えているとも聞く。この動きも鍼灸界の構造的変化を生む要素の一つと考えられ，今後，注目しておくべきポイントであろう。

なお，就業者数や年収など，あはき業態の調査報告は藤井のものが参考となる[12]。

4）患者の主な症状

治療する患者の症状は，過去5回の調査ではいずれも，腰痛，肩こり，下肢痛，膝関節痛，肩関節痛が上位5番目までを占めていたが，24年間で見ると，不定愁訴，頭痛，婦人科疾患，鬱病・神経症などが徐々に増加しており，鍼灸の対象は，痛み・運動器系症状が徐々に減少し，内科疾患や心理的問題，不定愁訴などが微増する傾向にある（図8）。

あはきの従事者数が増加し，女性鍼灸師が増えつつあることは，先に述べたように，あはきをこれまでのように，運動器疾患や痛み疾患中心の分野ととらえないで，多様な疾患を対象とする治療者が増えつつあることと関連すると考える。もちろん運動器疾患中心であったのは，あはきの対象となるべき疾患が歴史的に運動器系であったということではなく，また，あはきが多様な疾患に対応できない療法であるということでもない。近現代日本の医療におけるあはきの役割が，痛み中心の治療になっていただけであって，あはきが本来力を発揮できる疾患分野において，これまで以上に治療ができる環境が，社会的にも，あはきサイドの実力的にも整いつつある兆しが見られると，期待できるのではないかと考える。

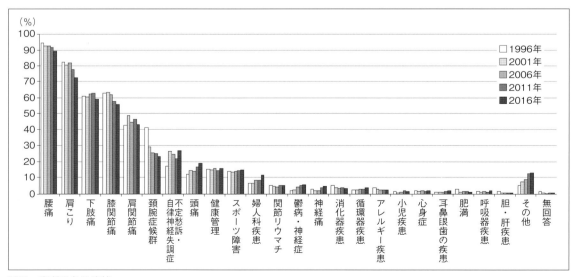

図8　患者の主な症状

5）学会入会状況

学会活動を通じて最新の知識や技術を身につけることは、あはき師の質の向上に不可欠である。そこで、学会所属状況（その他を含める）を見ると、学会の所属者の割合は、第1回から第4回まで21.1％から36.8％へと増加しているが、第5回は30.8％と減少した。また、全日本鍼灸学会の所属割合は第4回まで増加を続けたが、第5回には減少した。しかしその一方、経絡治療学会や日本伝統鍼灸学会、良導絡自律神経学会などは、微増している（図9）。このことは、今後の詳細な調査と分析を必要とするが、全日本鍼灸学会と他の2学会は、重点を置く学術分野が異なり、前者は科学的な鍼灸（運動器疾患治療が中心となりやすい）を、後者は古典的な鍼灸（相対的に、全身治療や内科的、心身医学的な疾患、不定愁訴などに重点を置きやすい）を対象にする傾向があることを考慮すると、生活習慣病や心身医学的な疾患が問題となっている現代日本の実情が鍼灸にも反映しつつあることの表れではないかと考える。これは、「3）患者の主な症状」で述べた事と関連したことであろう。

『医道の日本』、あん摩マッサージ指圧・鍼・灸の業態調査

1．『医道の日本』という情報媒体の性格

『医道の日本』誌は、日本の出版業界においては、戦前からの歴史ある数少ない雑誌の一つである。創刊以来80年間に70巻以上を発行する。この雑誌は、現在では、鍼灸・あん摩マッサージ（以下、あはき）、柔道整復など、幅広いジャンルを対象としているが、中心は鍼灸であり、日本の鍼灸の発展に寄与してきたことは、特筆すべきことである。特に戦後の日本の鍼灸を語る資料として、『医道の日本』誌は重要である。鍼灸のその時代時代の状況を反映した社会学的な視点で書かれた論文も少なくない。

2．経絡論争、水銀塗布や内臓刺鍼の可否論争

例えば、第二次世界対戦後の1952年～53年にかけて、世に言う「経絡論争」が『医道の日本』誌上で行われた。これは、後に大阪鍼灸専門学校長となる米山博久が、1952年2月号に、7ページにおよぶ「経絡否定論」を発表したことがきっかけであった[13]。この米山の「経絡否定論」から始まった誌上討論ともいうべき大論争は、その後1年以上の間、毎号、関連の論文が投稿された。現在で

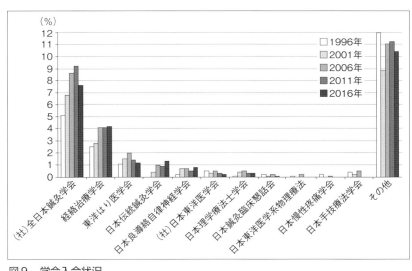

図9　学会入会状況

も、鍼灸理論をどの様に理解するか、経絡・経穴とは何かなどの問いには統一された解答はないし、また、古典と科学のそれぞれ異なる立場・視点で研究と臨床が行われていることは、この論争の宿題が未解決であることを物語っていると言えるであろう。もちろん、それぞれの立場で臨床が成り立っていることは事実であるが、そこに、何らかの理論的共通点や相違点を明らかにする努力も必要であろう。全日本鍼灸学会の経穴委員会も、2000年の経絡経穴の研究報告論文で、「経絡論争」を取り上げ、全日本鍼灸学会の立場で、その問題に迫ろうとした[14]。

また、1960年代には、「水銀塗布」と「内臓刺鍼」の是非論が戦わされた。鍼への水銀塗布について64年から69年の6年間で8論文、内臓刺鍼は68年1年間で7論文が掲載された[15]。いずれのテーマも安全性に関して重要な問題である。現在では、このような問題は学会が取り上げ、学術大会のシンポジウムや学会誌上などで論じるであろうが、商業誌といわれる1雑誌の誌上で学術的な論争が行われたことは、当時の鍼灸界の実情と『医道の日本』誌の鍼灸界における性格や役割が推察されて興味深い。現在の『医道の日本』誌の特集は、医道の日本誌編集部が企画しているが、当時は、読者が問題提起をして、そこから誌上討論が行われ、それが一定期間を掛けた特集的なまとまりのあるものになっていたことが伺える。過去の鍼灸界において、このように言論交流が闊達に行われていた時代があったのだとすると、現代鍼灸の言論界が、現代(科学)と古典(中医、日本)の立場にかかわらず、また、ベテラン・新人に関係なく、事実を根拠にした活発な討論を行うことができないものかと思案する。

3. 現代鍼灸業態調査

その『医道の日本』は、1971年の第1回現代鍼灸業界実態調査を皮切りに、2011年5月までの40年間に5回、「現代鍼灸業態アンケート」というタイトルの調査を実施している(表7)。この調査は、『医道の日本』の読者層を対象としているので対象群には偏りがあるが、第5回の報告(詳報)に述べられているように、購読者数が多く、学派(流派)や業団による偏りがなく、40年間を比較し、分析できる[16]点は、評価したい。1つの月刊誌が実施してきた調査として、継続的であり、日本鍼灸を時系列的かつ幅広く考える上で、参考に値すると言えよう。

5回の調査を表にして示したが、「備考」に、アンケート実施年の前後のあはき界の主な出来事を挙げ、実施された時期の鍼灸界の時代背景がイ

表7 『医道の日本』実施の鍼灸業態調査・実施年月

回数	実施年月	掲載年月	回答数* (回答率)	備考
第1回	1971年8月	1972年3月	555 (10%強)	1972年:鍼麻酔、世界報道 1975年:鍼灸自賠責保険始まる
第2回	1978年10月	1979年11月	1091 (10%強)	1978年:明治鍼灸短大創設 1978年:ディスポーザブル鍼誕生
第3回	1994年3月	1994年8月	2184 (15%)	1987年:WFAS設立 1988年:あはき国家資格になる
第4回	2001年11月	2002年 700号	594 (39.6%)	1997年:NIH「鍼の合意形成声明」 1998年:学校新・増設可となる;鍼灸専門学校・大学の新設ラッシュ始まる 2000年:カリキュラム大綱化
第5回	2011年5月	2011年8月	383 (38.3%)	2005年:鍼のJIS規格化 2006年:WHO/WPRO経穴部位国際標準化 2007年:WHO/WPRO東洋医学用語作成 2009年:ISO、WHO(ICD-11)で国際標準化会議始まる 2011年:「日本鍼灸に関する東京宣言2001」(全日本、伝統鍼灸の両学会共同宣言)

*:発送は、第3回までは読者すべてに、第4回以降はランダムに一定数。

メージしやすいようにした（表7）。

1）治療理論・方式

日本の鍼灸分野においては、江戸期から現代まで、治療理論や治療法の違いで、様々な流派が存在してきた[17]。そこで、第5回の調査で、「重視する治療理論・方式」を聞いたところ、「西洋医学に基づいた治療」が19.3%、「経絡治療などの古典的理論に基づく治療」が17.8%、「中医学」が3.1%等であった。この内、「東西医学折衷」（43.3%）と「経絡治療と中医学の折衷」（7.0%）の両者を合計すると、折衷した治療法を行う人が50.3%と最も多い（図10）。これは、現代日本におけるあはき教育のカリキュラムが、西洋医学と東洋医学（鍼灸、あん摩、それに中医学も加えて）の両方に軸足を置いていることの表れである。

何故そのようになったのかは次のようである。明治維新後、明治政府は、日本のあらゆる分野の近代化を目指したが、医学の分野では、プロシア（ドイツ）医学を近代化のための医学として採用し、鍼灸にも西洋医学を基礎として近代化を目指すように求めた。それを反映して作られた鍼灸に関する規則は、1985年の「はり術きゅう術営業取締方」、1911年の「はり術きゅう術営業取締規則」であり、そこでは、生理、解剖、病理など西洋医学や科学を踏まえた鍼灸が求められた。その流れを汲んで、戦後1947年に「あん摩、はり、きゅう、柔道整復等営業法」が成立し、さらに、1988年の大幅改正を経て、現行のあはき法の内容となった。そのため現在のカリキュラムは、解剖・生理・病理など西洋医学や科学関連の単位が50%を越えている。このように、『医道の日本』の調査で治療理論・方式で折衷が多いことが意味するところは、100年以上の間、鍼灸教育課程においては、西洋医学と鍼灸学（東洋医学）の両方を、同率に学んできた結果（成果）の現れであると言える。そしてさらに、もっと広い視点で言うと、現代の世界において鍼灸が一定の役割を果たすためには、現代医学と東洋医学の両方を踏まえたものが求められ、その現実を日本のカリキュラムが明確に体現していることである。なお、カリキュラムは、最も新しいところでは、平成29年文部科学省・厚生労働省令第1号で発布された認定規則を基本にして改正される（平成30年度入学生から適用）（表2）。

2）対象疾患

鍼灸の対象疾患は、これまで腰痛・肩こり・膝痛が3大疾患と言われ、先に示した東洋療法学校協会の調査やその他の調査でも同様の傾向が報告されてきた[11)18)]。

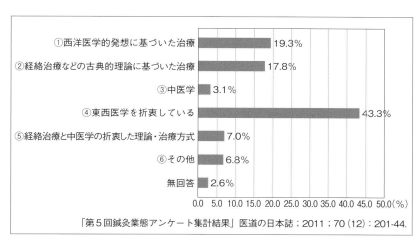

図10　現代日本の鍼灸治療法

今回の調査でも同様の結果で,現代医学的,古典的など,どの様な理論・治療法に基づく施術であっても対象は筋骨格系の疾患が多く,健康管理や不定愁訴などの疾患は古典の立場や折衷の立場の割合が多少高いが,顕著な差ではなかった。

3)治療方法

特定の理論・方式に基づいた治療,傷害局所の治療,全身の調整を行う治療,のいずれの治療を行っているか,その選択数を問うたところ,1治療法しか行わない人が約11%,2方式を行う人が約40%,3方式を行う人が約50%であった。また,臨床現場では,西洋医学的と古典的と中医学的のそれぞれの理論に基づいた治療を行いつつも,全身調整や愁訴部位の直接治療を加えることが,実際には行われていた。その結果として,学統・流派の違いによって選穴部位が決められても,愁訴局所や全身調整のための刺鍼部位が追加され,結果的には,理論や流派の特徴は薄まり,いずれの学統・流派によっても刺鍼部位や刺鍼数の違いは大きくなかった。つまりどの様な立場でも結果的には同じような選穴部位となっていたという結果であった。この結果も,日本の鍼灸教育の実情が反映していると考えられる。

4)反応のとらえ方

日本鍼灸の特徴の一つである反応を触診でとらえことについて問うたところ,反応を診る人が68.7%,反応を診ないで骨度法等の測定法で取穴する人が6.3%,経穴部位にとらわれないという人が15.1%であり,反応を診る

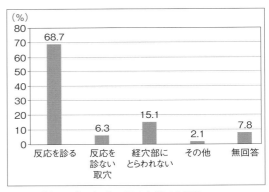

図11 刺入の際,経穴の反応を診るか否か

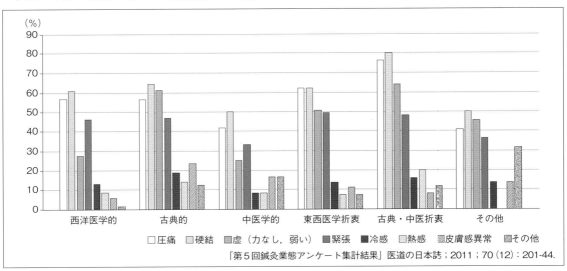

「第5回鍼灸業態アンケート集計結果」医道の日本誌;2011;70(12):201-44.

図12 治療理論別に触診する経穴反応の違い

人が70％近いという結果であった（図11）。

また、反応として診ているものは、硬結（84％）、圧痛（80％）、緊張（64％）などの実の反応や虚（弱い、凹んでいるなど、65％）、また、冷たい（20％）、熱感（13％）など、多彩であった（図12）。どの理論でも、硬結と圧痛を診る比率が高いが、西洋医学的と中医学的の「虚」を診る割合が他に比べて低いのが、特徴的であった。

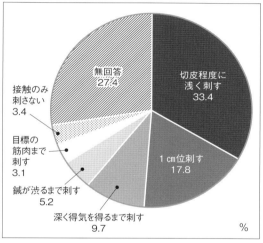
図13　経穴の刺針深度

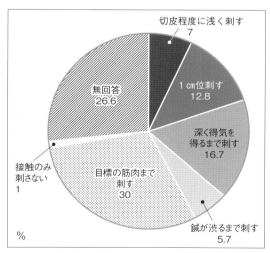
図14　局所の刺針深度

理論にかかわらず反応を診るという日本的な特徴が裏付けられたが、日本の古典的な立場の鍼灸師は、「虚」の反応の把握を重視する特徴があることが明らかとなった。

5）刺入深度

また、刺入深度について聞くと、理論に従って選穴をし、その経穴に刺鍼する場合の刺入は、「切皮程度に浅く刺す」が最も多く33.4％、次に1cmくらい刺すが17.8％で2番目に多かった。反対に、「深く得気を得るまで」、「鍼が渋るまで」、「目標の筋肉まで」といった深刺しは合計18.0％で、浅い鍼が明らかに多かった（図13）。

しかし、局所の刺鍼の場合は、「目標の筋肉まで」が最も多く30.0％、次が「深く得気を得るまで」で16.7％、それらに「鍼が渋るまで」5.6％を加えた合計は50.3％であり、「切皮程度」「1cmくらい」「接触のみ」の合計20.8％の倍であった。つまり一定の理論に則った刺鍼の場合は浅い刺鍼傾向にあり、症状局所への治療では（症状を刺鍼刺激で取り除こうとしてか）深くなる傾向にあることが分かった（図14）。

まとめ

1998年のいわゆる福岡裁判の結果により、鍼灸学校数が4倍になったが、鍼灸受療率など、鍼灸界の状況が好転する変化にはまだ結実していない。現在は、その変化の途上と言わざるを得ない。根本的な改善を求めようとするならば、療養費の支給額を大幅に増やすなどの公的な改善が必要であり、鍼灸の医療における位置づけやその役割を社会や行政が十分に認識するように、鍼灸界が積極的な動きをする必要があるものと

考えられる。

　その一方で，鍼灸界への女性の進出が進みつつあり，鍼灸が対象とする疾患の幅が広がるなど，鍼灸界内部の変化の兆しも見える。そのような変化を更に発展させる手立てを講じる必要があるであろう。

　そのためには，鍼灸の制度上の役割やあり方がさらに高く認められることが必要であろうし，そのためには思想・哲学の立場の違いを越えた治療理論と治療方法のより大きな統合も検討すべき課題であろう。またさらに，鍼灸の世界的な普及・広がりを鑑みると，日本鍼灸の特徴，また中国鍼灸や韓国鍼灸，欧米鍼灸との違いを明らかにしながら，日本鍼灸の優れた面を日本の人々だけでなく，世界の人々の健康増進のために役立てるより具体的な方法が求められる。

　鍼灸の有効性の立証の重要性は言うまでも無いが，さらに，今後は，鍼灸の社会的な位置やあり方，社会への浸透など，社会科学的な検討も重要になってくるであろう。

〈参考文献〉

1) 屋宮憲夫：柔道整復師等の養成施設の開設制限と独占禁止法上の規制，社会鍼灸学研究 2006，創刊号，2007，(1)：33-41.
2) あん摩マッサージ指圧師，はり師，きゅう師等に関する法律，昭和22年12月20日 法律第217号.
3) 国民生活基礎調査規則：http://elaws.e-gov.go.jp/search/elawsSearch/elaws_search/lsg0500/detail?lawId=361M50000100039&openerCode=1
4) 厚生労働省，衛生行政報告例，http://www.mhlw.go.jp/toukei/list/36-19b.html#link01
5) Yamashita H, Tsukayama H, Sugishita C：popularity of complementary and alternative medicine in Japan: a telephone survey. Complement Ther Med. 2002 Jun；10 (2)：84-93.
6) 石崎直人，岩昌宏，矢野忠ら：わが国における鍼灸の利用状況等に関する全国調査，全日鍼誌，2005;55 (5)：697-705.
7) 藤井亮輔，矢野忠：鍼灸療法の受療率に関する調査研究―鍼灸の単独療法と按摩・マッサージ・指圧を含む複合療法（三療）との比較―，明治国際医療大学誌，2013；(8)：1-12.
8) 矢野忠，安野富美子，藤井亮輔，鍋田智之，石崎直人：わが国における鍼灸療法の受療状況について主として年間受療率，一施術所当たり月間受療者数，認知状況，知る機会・媒体について，医道の日本誌，2014；73 (9)：131-142.
9) 矢野忠，安野富美子，坂井友実，鍋田智之：我が国における鍼灸療法の受療状況に関する調査，年間受療率と受療関連要因（受けてみたいと思う要因）について，医道の日本誌，2015;74 (8)：209-219.
10) 森ノ宮医療大学：日本における鍼灸の受療率，鍼灸学術情報一覧，http://mumsaic.jp/info/index.php?c=topics2_view&pk=1410773778，2018年2月6日現在
11) (公社) 東洋療法学校協会，「第5回あん摩マッサージ指圧師，はり師およびきゅう師免許取得者の進路状況アンケート調査報告書」，平成28年10月実施.
12) 藤井亮輔，鍼灸業態の実情分析－鍼灸教育の規制緩和からの考察－，社会鍼灸学研究，2015；(10)：12-19.
13) 米山博久：経絡否定論，医道の日本，1952；2月号：2-8.
14) 全日本鍼灸学会研究部経穴委員会，山田鑑照，尾崎朋文，坂口俊二，森川和宥：経絡論争期の経絡・経穴についての基礎研究，全日本鍼灸学会，2002；52 (5)：529-552.
15) 形井秀一，山下 仁，楳田高士，江川雅人，谷万喜子，鍋田理恵，濱田淳，宮本俊和，山田伸之：鍼灸の安全性に関する和文献－総論－，全日本鍼灸学会研究部安全性委員会，全日本鍼灸学会，2000；50 (4)：681-696.
16) 小川卓良，形井秀一，箕輪政博：第5回現代鍼灸業態アンケート集計結果，医道の日本，2011；70 (12)：201-244.
17) 東郷俊宏：日本における鍼灸医学の歴史（古代～近代），日本伝統医学テキスト 鍼灸編，研究代表者・新井信，地域医療基盤開発推進研究事業，「統合医療を推進するための日本伝統医学の標準化」研究班，2012：2-7.
18) Hori N, Yamashita H, et al.：Thirteen-year clinical activity on acupuncture in a national college clinic in Japan. The 13th International Congress of Oriental Medicine, Abstracts：192, 2005.

（〒305-0821　つくば市春日4-12）

Abstract

Fukuoka Trial 1998 has resulted in a fourfold increase in the number of acupuncture and moxibustion schools. Although the world of acupuncture and moxibustion seems to show some signs of change such as women's participation and expanded disease targets, the rate of clinical visit remains unchanged. It is important to take effort to improve the social recognition and the institutional position of acupuncture and moxibustion. Hence, the theory and practice of Acupuncture, Moxibustion and Anma/Massage/Shiatsu clinical methods should be further integrated in the perspective beyond idea and philosophy. Another challenge will be to demonstrate the outstanding feature of Japanese acupuncture and moxibustion so that it can contribute to better health of people around the world. A social-scientific approach coupled with basic research on how acupuncture and moxibustion should be positioned and promoted is as important as the establishment of its effectiveness. Research and studies to support the approach as the basic data are also needed.

特集1 アラカルト

はり師・きゅう師が現場で実践する臨床研究こそが重要!!

Acupuncturists active in medical practices should do clinical research

福島県立医科大学会津医療センター漢方医学講座,
臨床疫学会 臨床疫学認定専門家　鈴木雅雄　SUZUKI Masao

Keywords　鍼灸,臨床研究,Clinical Question,PE(I)CO,Bias
Acupuncture, Clinical Research, Clinical Question, PE(I)CO, Bias

> 臨床研究において最も重要なことはClinical question (CQ) の立案である。CQは臨床上の疑問であり,患者の切実な悩みと直結している。「良い臨床家は良い研究者である」という言葉があるが,常に患者のことを思い考え続けている臨床家だからこそ,患者の切実な悩みを解決できるCQが立案できる。そのため,現場で活躍するはり師・きゅう師こそが臨床研究を行うべきだと考えている。一方,臨床ができても患者の切実な思いを理解する臨床研究はできない。臨床研究は広大な領域であり専門用語も複雑である。そのため臨床研究学という独立した学問体系を有していると考えている。本稿では初学者向けに臨床研究学の一部を紹介する。

はじめに

本邦では平成29年4月14日に臨床研究法が公布され,平成30年4月1日より施行される[1]。これまでの論文の不正などが契機となり,法律によって規制せざるを得ない状況に至ったのではないかと推察している。

筆者が臨床研究において師事する福原俊一氏（京都大学教授）は,「究極のリサーチクエスチョンは『研究結果が診療行動を変える』,『研究結果が制度や政策を変える』,『研究結果が患者アウトカムを変える』」と述べている。臨床研究は研究結果により患者や住民のアウトカムに影響を与えてしまうため,正しく実施されなければならないが,様々なバイアスによって研究結果が歪められてしまうことがある[2]。

しかし福原氏が「良い臨床家こそ,良い研究者である」と述べるように,日々患者のために粉骨砕身,患者の前に立ち続けている臨床家こそ,患者の切実な悩みに寄り添うことができる。そのため,患者の切実な悩みを解決する思いこそが臨床研究のバックボーンとなる。従ってアカデミアばかりが研究をするのではなく,実地臨床家が研究をすることで究極のリサーチクエスチョンに辿り着けると思っている。

そのために,臨床家は臨床研究が何かを知っておく必要がある。本稿では初学者向けに臨床

研究について紹介したいと考えているが，紙幅の関係で一部となることをご了承頂きたい。

鍼灸の臨床研究の現状

近年，鍼灸医療は欧米を中心に統合医療や代替医療の枠組みにおいて盛んに用いられるようになり，それに呼応するように研究も活発化している。鍼灸の研究においては，2000年以降，臨床研究が増えており，鍼灸の臨床効果に対する期待を表していると推察できる。

2018年2月現在，PubMedで検索タームに"Acupuncture" "Case report" "Case series" "Cohort study" "Randomized Controlled Trial" "Review"を用いて検索を行った結果，RCTが多く，次いでReviewが多く出版されている（図1）（注：詳細なデータクリーニングを行っていないためプロトコル研究や政策的な内容の研究等も含まれる）。

なかでもここ数年は欧米より中国からの論文数が増加し，鍼灸だけでなく科学分野でも目覚ましい発展を遂げており，2016年には米国を抜いて単独国ではトップとなっている。さらに，Core clinical journalの中でもTop journal（10大誌）に各国から鍼灸の研究が相次いで掲載されているため，鍼灸分野の研究は国際的な規模で展開されており，確実に成長している医療分野であると言える。

一方，鍼灸の臨床研究ではランダム化比較試験（Randomized Controlled Trial：RCT）をめぐる様々な問題点が浮き彫りになっている。RCTを実施する際には対照群を設定するが，PlaceboやSham治療の方法に幾つかの問題点がある。Placeboの場合はPlacebo鍼を用いた皮膚刺激であったり，Sham治療は経穴から少し離れた場所（非経穴）や本来の疾患に用いない場所を利用するなどしているが，結局のところ鍼刺激をしているため，Placebo効果以外にも鍼刺激による生体への生理活性が生じている可能性が否定できない。そのため，通常の鍼治療（真鍼治療）とPlacebo（もしくはSham）との間にアウトカムの差が生じにくい事象が発生している研究もある[3]。

特にCore clinical journalに大規模Studyの結果が出版されればReviewに引用され，ガイドラインでの収載に繋がっていくため，実地臨床に

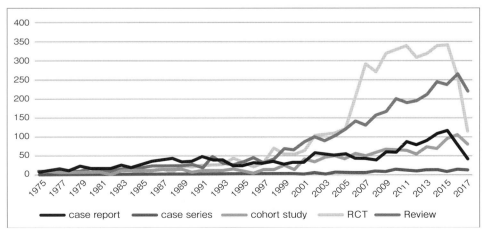

図1　鍼灸に関する論文出版数の年代別推移

反映されてしまう。それだけでなく、研究結果が実地臨床医の評価に直結する事も多くあり、鍼灸治療の捉え方にまで影響を及ぼしてしまう。

このように、正しい研究手法であっても、対照群の設定方法の違いによって研究結果が大きく左右されてしまう。他方、研究手法が正しく行われていない研究も散見される。特に、国内で実施されている鍼灸の臨床研究で多く認められる。具体例として、「サンプルサイズの設計をしていない」、「適切な研究デザインを選択できていない」、「臨床登録をしていない」、「倫理委員会の承認を得ていない」など多数の間違いにより、研究結果を歪めている可能性がある。

では、どのようにしたら良い臨床研究ができるのか、前述の福原氏は著書『臨床研究の道標』で7つのステップを踏む必要があると説明しており[4]、臨床研究を始める初学者のはり師・きゅう師には是非これらのステップを踏んで欲しいと考えている。

臨床研究の第一歩、CQについて

研究の第一歩は疑問から始まる。特に臨床研究であれば、臨床上で発生する様々な疑問が研究の題材となる。この臨床上の疑問をクリニカルクエスチョン（Clinical Question：CQ）と呼んでおり、一般的には4つのパターンに分けることができる（表1）[4]。

CQは臨床上の疑問の素材であり、CQだけでは臨床研究に落とし込むことはできないため、CQをより具体的な形にする作業が必要となる。この作業をリサーチクエスチョン（Research Question：RQ）の構造化と呼んでおり、臨床研究を実施するための最初のステップである。CQは曖昧な疑問であるため、CQを具体的かつ明確、実施可能にしていく作業がRQの構造化となる。

良いRQは9つの要件をクリアする必要があるとされており、その要件とは「実施可能か」「真に興味深いか」「切実な問題か」「科学的に測定可能であるか」「要因・介入が修正可能か、アウトカムが改善可能か」「独自性があるか」「倫理的か」「構造化されているか」「具体的・明確な表記であるか」である。9つの頭文字を取って$FIRM^2NESS$（ファームネス）（表2）[4]と呼んでおり、実際に立てたRQが$FIRM^2NESS$をクリアしているかチェックしていく。

例えば、「腰・下肢痛に鍼治療は効くのか？」というCQを立てたとして、これをRQに置き換えて「脊柱管狭窄症患者における歩行時の腰・下肢痛に鍼治療は効くのか？」とする。このRQについて$FIRM^2NESS$チェックをして、1つ目のFeasible（実施可能性）でこのRQにはサンプ

1	病気や診療の実態を調べる研究
2	診断法を評価する研究
3	要因とアウトカムとの関係を調べる研究
4	治療・予防法の効果を調べる研究

表1　4つのクリニカルクエスチョン

Feasible	実施可能性
Interesting	真に興味深く
Relevant	切実な問題
Measureable	科学的に測定可能な
Modifiable	要因・介入が修正可能な、アウトカムが改善可能な
Novel	独自性があり
Ethical	倫理的
Structured	構造化された
Specific	具体的・明確な表記を用いて

表2　$FIRM^2NESS$

ルサイズが1000例必要となった場合，研究者の施設では到底集められないとなれば，研究実施が不可能なためRQを変更する必要が出てくる。どんなに良いRQであったとしても実施不可能であれば絵空事になってしまうため，RQを立案したら9つのFIRM[2]NESSを必ずチェックする必要がある。

また，先程のRQは既に先行研究[5]があるため，Novel（独自性）は低くなる。独自性が低い研究は研究が終了して論文投稿をした際に掲載されない可能性も出てくるため，徒労に終わる場合があるので注意が必要である。

PE（I）COって何？

次の重要なステップとして，PE（I）CO（ペコ，ピコ）の作成を行う（表3）。実際にはRQを構造化するときに実施する作業工程となる。RQの作成の際に，研究が観察研究か介入研究かによってPECO（ペコ）もしくはPICO（ピコ）を選択する。PECOは観察研究の場合に選択する研究デザインでPatients（対象），Exposure（要因），Comparison（比較），Outcome（主要なアウトカム）となる。介入研究の場合にはExposure（要因）がIntervention（介入）に変わりPICO（ピコ）となる。

前述のCQは4つのパターンに分けると「治療・予防法の効果を調べる研究」となるため，これを構造化するとき，介入研究の場合はPICOを用いて，P：A病院に通院する脊柱管狭窄症と診断された患者，I：鍼治療を受ける患者，C：鍼治療を受けない患者，O：Zurich claudication questionnaire（ZCQ）scoreの得点などが考えられる。また，観察研究に置き換えてみると，P：A鍼灸院に通院する，鍼治療を受けている脊柱管狭窄症の患者，E：週1回の鍼治療を受けている患者，C：月1回の鍼治療を受けている患者，O：手術までの経過（日数）などが考えられる。

一方，PECOになりにくいRQもあり，代表的なものに①「病気や診察の実態をしらべる研究」，②「診断方法の評価に関する研究」，③「探索的な研究」が上げられている。仮に，研究者のRQがこのようなものであればPECOにならないため，PECO以外で構造化する必要がある。

Patients	対象
Exposure/Intervention	要因/介入
Comparison	比較
Outcome	アウトカム

表3　PE（I）CO

研究デザインの型

国内の鍼灸研究は症例報告，症例集積が大多数を占めており，時々，RCTや横断研究などが散見される。鍼灸研究の多くは「治療・予防法の効果を調べる研究」であるため，症例報告や介入研究が多いと推察できる。症例報告や症例集積自体はとても貴重な研究スタイルであり，新しい病気の発見や新規治療の開発など研究の種となる場合が多い。

一方，RCTは治療の効果を検証するためには優れている研究デザインであるが，国内でRCTを用いた研究のなかには，サンプルサイズの設計もせずに，数例で実施して結果は「有意差あり」または「有意差なし」というαエラー（第一種の過誤・偽陽性—False positive）やβエラー（第二種の過誤・偽陰性—False negative）

を発生している可能性のある研究を見かける。これは倫理規範にも外れるため注意が必要となる。はり師・きゅう師が立案したCQやRQがどんなに素晴らしくても，適切な研究デザインの型を選択していなければ，正しい研究結果が得られないことになる。

研究デザインの型を選ぶためのアルゴリズム[4]は，まず「介入する」か「介入しない」かによって分かれる。介入する場合は「介入研究」となる。次に，介入研究でランダム割付「する」か「しない」かによって分かれ，ランダム割付する場合は「RCT」となり，しない場合は「非ランダム化比較試験」となる。

「介入しない」場合は「観察研究」となり，さらに比較対照が「ない」か「ある」で分かれ，「ない」場合は「記述研究」となる。記述研究には「診療の実態調査」，「症例集積」，「症例報告」が含まれる。

観察研究で比較対照がある場合は，「分析的観察研究」となり，要因とアウトカムの測定の時間軸により選ぶデザインの型が変わる。要因とアウトカムの測定を「同時」に行う場合は「横断研究」となり，「異なる時点」で行う場合は「縦断研究」となる。さらに，縦断研究において観察の向きが「前向き」の場合は「コホート研究」となり「後ろ向き」の場合は「ケース・コントロール研究」となる。

このように，デザインはRQを立案している時点で考えておく必要がある重要な要素である。先に述べたCQの4つの種類と研究デザインの型の整合性について表にまとめる。（表4）[4]

誤差

臨床研究や疫学研究において，得られた結果と真値との間には必ずばらつき（誤差）が発生する。誤差は次の4つの過程で発生すると言われている。

①対象者を選ぶ段階
②要因・比較対対照を設定する段階
③アウトカムを測定する段階
④効果を推定する段階

この誤差には大きく分けて2つの代表的なものがあり，「偶然誤差（Random error）」と「系統誤差（systematic error）」である。

偶然誤差は得られた結果に偏りがなくバラバラになっていることを指す。例えば，室内の温度を1週間，同じ時間，同じ場所，同じ装置で計測しても毎日のデータが完全に一致することはなく，ばらつきが生じる。このことを偶然誤差と呼んでいる。

一方，系統誤差は得られた結果が一貫して一方向性に偏っていることを指す。先程の室内の温度測定を例にすると，同一条件で計測中にエ

	記述研究	横断研究	コホート研究	ケース・コントロール研究	介入研究
病気や診療の実態を調べる	○				
要因とアウトカムとの関係を調べる		○	◎	○	
治療・予防法の効果を調べる			○		◎
診断法を評価する		○	○		○

表4　RQの種類と研究デザインの型

アコン（暖房）を点けたとしたら，室温は一貫して高い方に傾く。このことを系統誤差と呼んでいる。

偶然誤差は①対象者を選ぶ段階と③アウトカムを測定する段階で多く発生することが分かっている。特にサンプルサイズ（研究対象者の人数）が重要であり，サンプルサイズが大きいと偶然誤差は小さくなり，推定の幅が狭くなる。逆にサンプルサイズが小さいほど偶然誤差は大きくなり推定の幅が大きくなる。そのため，偶然誤差を減らすためにはサンプルサイズを適切に設計する必要がある。

系統誤差は広義では「バイアス（bias）」と呼ばれており，「交絡（confounding）」と「交絡以外のバイアス（以下，バイアス）」に区別されている。交絡の条件は次の3つである。

①交絡因子はアウトカムに影響を与える
②交絡因子は要因と比較対照のどちらかに偏って存在している
③交絡因子は要因の結果（中間因子）ではない

例えば，先程のRQ（脊柱管狭窄症）で考えると，病型が交絡因子と成り得る。病型が神経根症型か馬尾症型かでアウトカム（手術までの経過）に与える影響が異なってくる。先行研究では神経根症型と比べ馬尾症型は手術を受ける患者が多いため，アウトカムに確実に影響を与えている。また，馬尾症型の患者は症状の訴えが強いため，頻回に鍼治療を受けに来る可能性もあり，手術回避のために頑張って週1回鍼治療にくるかもしれないなどの要因と関係していると考えられる。

仮に，月1回鍼治療を受ける群（C）と比べて週1回鍼治療を受ける群（E）に馬尾症型の患者が偏っていたとすると，Eの方が手術までの期間が短いという結果になってしまうため，交絡によって結果が歪められてしまう。

バイアスには様々な分類があるため，代表的なバイアスとして，選択バイアス（selection bias）と情報バイアス（information bias）の2つを紹介する。選択バイアスは対象を選ぶ段階で発生するバイアスであり，鍼灸の研究で想定されることは，対象者が以前に「鍼治療を受けていたことがある」，「鍼治療を好意的に感じている」などである。情報バイアスは測定バイアスとも呼ばれており，アウトカムを測定する段階で生じやすいバイアスである。情報バイアスの中に面接者バイアスがあり，アウトカムを測定する際に担当はり師が評価を行うと，患者がはり師を喜ばせようとして良い方向に回答してしまう傾向のことである。

交絡は比較対照の設定の段階で発生しており，バイアスは測定の時点で発生するもので，測定されたデータ自体に誤りがある。交絡もバイアスも，どちらも結果を歪めてしまうが，交絡は統計的手法で解決が可能である一方，バイアスは統計的手法では解決されない問題である。

RCTは治療効果を検証するのに最強のデザインであると言われている。これはランダム化割付により交絡を調整することができるためである。先行研究などで既知の交絡因子以外の分かっていない交絡までも調整することができるため，最強のデザインとされている。しかし，バイアスはRCTでも調整が不可能なため，バイアスこそが真に恐ろしい問題であることを認識する必要がある。一方，RCTは試験の参入基準において厳選するため，研究結果がリアルワールド（現実世界の外的妥当性）とかけ離れることもしばしばあり，昨今の研究では外的妥当性を求めることも重要である。

まとめ

筆者の私見であるが，臨床ができれば臨床研究ができると思い込んでいる研究者も未だにいるように思う。臨床研究には広大な領域と多数の専門用語があり，専門的な知識が無くてはできない分野であると考えている。臨床ができれば臨床研究ができることは決してない。そのため筆者は臨床研究を一つの学問体系と認識しており，「臨床研究学」と呼んでいる。また，現場のはり師・きゅう師だからこそ切実な悩みを持った患者に寄り添えるのであって，現場のはり師・きゅう師が臨床研究学を学び，究極のリサーチクエスチョンに辿り着いて欲しいと切に願って本稿を締める。

〈参考文献〉
1) 厚生労働省ホームページhttp：//www.mhlw.go.jp/stf/seisakunitsuite/bunya/0000163417.html
2) Corbyn Z. Misconduct is the main cause of life-sciences retractions. Nature. 2012 4；490(7418)：21.
3) Furlan AD, van Tulder MW, Cherkin DC, Tsukayama H, Lao L, Koes BW, Berman BM. Acupuncture and dry-needling for low back pain. Cochrane Database Syst Rev. 2005 25；(1)：CD001351.
4) 福原俊一. 臨床研究の道標. 特定非営利活動法人健康医療評価研究機構，2017
5) Oka H, Matsudaira K, Takano Y, Kasuya D, Niiya M, Tonosu J, Fukushima M,Oshima Y, Fujii T, Tanaka S, Inanami H. A comparative study of three conservative treatments in patients with lumbar spinal stenosis：lumbar spinal stenosis with acupuncture and physical therapy study(LAP study). BMC Complement Altern Med. 2018 19；18(1)：19.

(〒969-3492　福島県会津若松市河東町谷沢字前田21番地2)

Abstract

The most important thing in the clinical research is to design a clinical question (CQ). CQ is the question which arises during medical practices and directly relates to the serious problems that patients suffer. There is a saying "Good clinicians are good researchers." This suggests that clinicians who think about patients all the time are the one most suited for planning the CQ to solve the patients' serious sufferings. This is the reason why I consider that acupuncturists active in medical practices should do clinical research. On the other hand, only being a clinician does not guarantee a thoughtful clinical research. Clinical research holds a vast area and technical terms are complicated. Therefore, I consider that there is an independent academic discipline called Clinical Research. I would like to introduce in this paper a part of Clinical Research for beginners.

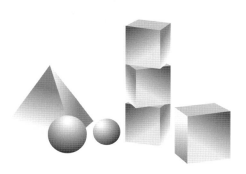

第33回 経絡治療学会学術大会 東京大会

【日時】 2018年3月24日(土)・25日(日)

【会場】 東京有明医療大学
東京都江東区有明2-9-1
https://www.tau.ac.jp/

【主催】 経絡治療学会関東支部

【役員】 会頭　大和田 征男
実行委員長　小山 基
運営委員長　中村 尚

1日目

時間		演者名		演題	座長
11:00				受付開始	
12:00				開会式	
12:15	会頭講演	関東支部	大和田 征男	未定	小山 基
12:45	一般発表①	関西支部	上谷 宗寛	経絡治療とパフォーマンスの向上	田畑 里美 堀川 勝哉
13:00	一般発表②	鹿児島部会	小園 浩	憂鬱な気分を訴える高齢者の一症例	
13:15	一般発表③	香川支部	鳥居 扶紀子	腰部脊柱管狭窄症にて慢性腰痛を呈した卵巣嚢腫の一例	
13:30	一般発表④	山陰部会	月森 慎也	東洋医学による健康長寿社会のコミュニティ作りへの考察	
13:45				休憩	
14:00	シンポジウム	関西支部	中根 一	私たちの経絡治療 ～継承と発展～	戸田 隆史 大木 健二
		東海支部	菊池 達矢		
		広島部会	山口 誓己		
15:30				休憩	
15:45	実技①	九州支部	馬場 道啓	馬場回生堂鍼灸療院における経絡治療	橋本 厳
16:30	実技②	関東支部	市川 みつ代	本治法を活かすための標治法とは!	今野 正弘
17:15				休憩	
18:00				パーティー	

2日目

時間		演者名		演題	座長
8:30				受付開始	
9:00	一般発表⑤	東北支部	瀬戸 隆之	難経の命題 ～経絡治療の真偽～	太田 智一 中村 良平
9:15	一般発表⑥	徳島部会	岡田 亮	キレやすい小児の症例	
9:30	一般発表⑦	広島部会	白井 拓哉	虚労病の症例	
9:45	一般発表⑧	阪神部会	高島 実	体外受精での薬物が脈に影響を及ぼした一症例	
10:00	一般発表⑨	(学)花田学園 日本鍼灸理療専門学校	水上祥典 木戸正雄 光澤 弘 武藤厚子	「VAMFIT(経絡系統治療システム)」の運用法(第5報) ―難治性のHunt症候群が著効した例―	鎌倉 晋 山本伸一朗
10:15	一般発表⑩	九州支部	小泉 智裕	本治が功を奏した腱鞘炎と頻尿	
10:30				休憩	
10:45	実技③	東海支部	村田 守宏	超旋刺と首藤流鍼灸術の実際	山本 文弘
11:30	実技④	香川支部	真鍋 立夫	古典鍼灸治療の実技供覧	金子 宗明
12:15				昼食	
13:30	鼎談	会長	岡田 明三	鍼灸経絡治療の更なる飛躍と発展について	
		副会長	馬場 道敬		
		副会長	樋口 秀吉		
15:00				閉会式	

★ポスター展示を303、304号室で行います。

※内容は予告なく変更になることがあります。

【参加費(事前申し込み)】会員：8,000円　一般：10,000円　学生：3,000円　懇親会費：7,000円
【参加費(当日申し込み)】会員：10,000円　一般：12,000円　学生：5,000円　懇親会：参加不可
【大会事務局】東京都中野区中野5-67-6 ビジネスハイツ中野705　中村旦那堂
　　　　　　　TEL：03-3385-6560
　　　　　　　Email：harikyu.nakamura0205@gmail.com

特集1
アラカルト

石田秀実『中国伝統医学はなぜ解剖学を早期に受容・展開させなかったか』について

Ishida, Hidemi: "Why didn't traditional Chinese medicine adopt and develop anatomy at its early stage?"

未来工学研究所 特別研究員 東郷 俊宏 （とうごう　としひろ）　TOGO Toshihiro

Keywords: 伝統医学, 西洋医学, 解剖学, 身体観
traditional medicine, western medicine, anatomy, body view

伝統医学の国際標準化に従事してきた筆者にとって，同じ古代中国医学に源を持ちながら，なぜ日本，中国，韓国の伝統医学が似ているようで簡単な標準化を許さないものになっているのかは大きな問題であり，「伝統医学はどのように近代を超克し得たのか」は常に脳裏から離れなかった。石田秀実『中国伝統医学はなぜ解剖学を早期に受容・展開させなかったか』は，こうした問題意識に，「西洋解剖学の受容過程」という角度からシャープな光を与えてくれる。

はじめに

1998年，明治鍼灸大学大学院の博士後期課程の受験に失敗した私は，周囲の支えを頂きながら，京都大学人文科学研究所の科学史研究室助手になった。前任の方が健康を害されていたため，その後任となったわけだが，そこで最初に任された仕事のひとつは当時出版されたばかりの『中国技術史の研究』（田中淡編　京都大学人文科学研究所 1998）の整理と班員への発送作業だった。義和団事変の賠償金をもとに建てられたという，スパニッシュコロニアル様式の瀟洒な研究所の薄暗い部屋の中で，ずっしりと重い研究班の報告書の頁をめくると，昨年亡くなった石田秀実先生の「中国伝統医学はなぜ解剖学を早期に受容・展開させなかったか」が目にとまった。

石田秀実先生の著作

石田先生の著作については鍼灸の道に入ってからすぐに先輩方に教わっており，『気・流れる身体』（平河出版社 1987）等には既に接していた。『中国医学思想史』（東京大学出版社 1992）も私が明治鍼灸大学に入学した頃にちょうど出版されたばかりであった。石田先生の文章には引き込まれるような独特なレトリックがあり，中国の伝統的な身体観，身体技法に現れる気の生成について，さながら推理小説を読むような楽しみを与えてくれるが，その筆致の背後には医学文献，道教文献のみならず，浩瀚な文献を渉猟した先生の知識があり，簡単に理解することを拒む匂いも感じられた。

単行本になった著作だけ見ると，石田先生の研究の関心は所謂道教的な身体技法に集約さ

■東郷 俊宏　石田秀実『中国伝統医学はなぜ解剖学を早期に受容・展開させなかったか』について

れるように見えるけれども，実は日本と中国における現代の伝統医学の相違やその淵源についても深い洞察を示されている。「中国伝統医学はなぜ解剖学を早期に受容・展開させなかったか」は，その典型的な論考といえるかもしれない。

伝統医学と近代

古代中国医学に源を持つ医学を実践するものとして，いわゆる漢方（湯液）や鍼灸といった伝統医学がどのように西洋医学と対峙し，変容しながら存続してきたのかは大きなテーマであろう。伝統医学の国際標準化に十年近く従事してきた筆者にとっては，同じ古代中国医学に源を持ちながら，なぜ日本，中国，韓国の伝統医学が似ているようで簡単な標準化を許さないものになっているのか，は大きな問題であり，国際会議に出席するたびに「伝統医学はどのように近代を超克し得たのか」は常に脳裏から離れなかったのである。

石田論文はこうした問題意識に，「西洋解剖学の受容過程」という角度からシャープな光を与えてくれるものである。

日本の伝統医学と西洋医学

よく知られているように，日本では明治維新からほどなくして発布された医制によって西洋医学の優位性が政策としてはっきりと示された。鍼灸は生業として残されたけれども西洋医学の医師の監督下でのみ実践が許されるという建前があり，教育においても五臓や経脈といった伝統医学的な身体観は排除され，代わりに解剖学，生理学の用語で記述されるようになった。

もっとも明治維新によって日本は急にこのような西洋医学的な身体観を導入したのではなく，これには長い前史が存在する。すなわち，幕末期にはすでにオランダのユトレヒト陸軍軍医学校出身の軍医を招いて西洋医学の基礎的な教育が長崎伝習所などで行われていたし，江戸期の後半には蘭方を専門とする医師らが，オランダ商館医として来日したCarl Peter ThunbergやPhillipe Franz von Siebold等から梅毒の治療法や種痘の方法などを学んでいた。そして，これもよく知られているように，こうしたオランダ商館医が日本を訪れる江戸後期にはすでに西洋の解剖学書を参照しながら，腑分け（解剖）が日本では数多く行われていたのである。山脇東洋が腑分けを実見するのは1754年（宝暦4年），後に『解体新書』を出版する杉田玄白等が小塚原で解剖を見学するのは1771年（明和8年）である。杉田玄白や前野良沢が期せずしてそれぞれ持っていた解剖学書（クルムス『Anatomische Tabellen』の蘭訳版）に，8代将軍吉宗による洋書輸入の禁制緩和（1720年）によってもたらされた。

中学の歴史教科書にもこれらのことはおおよそ記載されるところであり，江戸中期のことだ。では中国ではどうだったのであろう？

近代解剖学の受容

石田論文は，近代解剖学の受容に際し，なぜ日本と中国との間で受容のスピードに大きな違いが出たのかを論じている。15世紀末に始まる大航海時代には西洋から多くの宣教師や商人が東アジアを目指して海を渡った。17世紀に成立した清朝もヨーロッパ世界との接触は継続しており，宣教師達も国内各地で活動していた。1602年から1608年にかけて編纂された王肯

堂『証治準縄』の『瘍科準縄』には西洋解剖学の骨格説の影響は見いだされるものの、これが中国医学の人体構造に関する知識に与えた影響はほとんど見られない、という。また1643年に出版された、中国で初めて西洋解剖学書を紹介した書とされる『泰西人身説概』は、ヴェサリウスの成果を取り入れたものではなかった。換言すれば、ガレノス流の解剖学の域を出ていないのである。ヴェサリウス流の解剖学は18世紀初頭にいたってフランス人宣教師が康熙帝の命を受けてピエール・ディオニの解剖書を満州語に抄訳するが、皇帝のために翻訳された学術書の常として、清書された後は宮廷の図書館で秘宝扱いされて一般の目に触れることはまずなかった。

ヴェサリウス以降の近代的な解剖書が清朝の知識階層において問題にされるのは、19世紀も半ば近くに至ってからであり、その契機となったのはアヘン戦争（1840年）であった。同戦争で清朝が敗北し、守旧派が失脚し、西洋の学問の輸入を妨げていた各種の禁令が解かれると、1851年に英国人のベンジャミン・ホブソン（合信）が著した『全体新論』が刊行されるのを皮切りに同著者による医学書が陸続と出版されるようになる（『合信氏五種』）。これは日本で『解体新書』が刊行された時期（1774）と比較しても80年近い差がある。

近世日本の中国医学的身体観

この80年近い差は何に由来するのか、そもそも近世の日本において中国医学的な身体観とは何であったのか、石田論文は後半で控えめながらこの問題に切り込んでいく。吉宗の時代に洋書輸入が緩和されたことは先述したが、それよりも前に17世紀の終わりにオランダ通詞であった本木良以によってヨハン・レメリンの解剖書が意訳されている（『和蘭全軀内外分合圖』）。不完全ではあるが、医学の専門家ではない通詞によって、しかも将軍の命などではなく、ほぼ個人的な関心に拠りながら翻訳が試みられたという事実に石田は注目する。日本には、「親試実験を旨とする古方派によって解剖学受容の受け皿が作られた」とする考えが根強いが、本木のような通詞によって解剖書の翻訳がなされたことはこうした考えを根底から否定する。また、日本における最初の観蔵を行ったとされる山脇東洋は古方派に数えられるが、吉益東洞等のような京阪地区を中心に活躍した古方派は人体をブラックボックスと位置づけ、解剖そのものには否定的であり、山脇自身もこうした京阪の古方派とは異なる系統に属すること、などを挙げて通説を否定する。

17世紀の日本医学界

石田論文はさらに、17世紀後半における日本の医学界の知がどのようなレベルにあったかを改めて問題提起する。明清期の医学を導入し、これを独自に集大成して『啓迪集』を作った曲直瀬道三父子およびその学統は、饗庭東庵や味岡三伯、岡本一抱といった医書講説人と称される研究者を輩出した。彼らが残した切紙や、その弁断といった奥許書からは、彼らが明清期の医学を詳細に、かつ論理的に把握していたこと、その上で理論と実際の臨床経験との不整合について指摘していることが明確に窺える、と石田論文は明言する。彼らは医書の講説を行っただけではなく、日本に伝わった当時の最新医学を論理的に分析、その欠点についても強い自覚を持っていたのである。

石田は言う。「歴史的に言えば、日本医学は、

特集1 アラカルト　■東郷 俊宏　石田秀実『中国伝統医学はなぜ解剖学を早期に受容・展開させなかったか』について

それまでにも脈診の記述を故意に削ったり（『医心方』など），経脈を無視して（中略）中国医学理論の簡略化を図ってきた。けれどもこの時点で行われたことは，(中略)中国の蔵府経絡理論そのものを，ある意味で分析し尽くし，批判して，白紙に戻してしまう，という作業だったのだ。」つまり，日本では18世紀の古方の隆盛を待つまでもなく，身体内部の構造と機能について新しい説明モデルを待望し，西洋医学の解剖学を受け入れる土壌もここに準備されていたことを意味する。そして石田論文の上のような指摘は，現代における中国医学の古典研究はまず江戸前期に活躍した医書講説人達のレベルに到達した上で，中国医学原典の記述をフラットな視点で批判的に再構築していく必要があることを主張しているのである。

『中国技術史の研究』

なお，石田論文が収められている『中国技術史の研究』には，やはり清朝における西洋天文学の導入の様相について論じた川原論文（「科学と道学」），馬王堆医書『足臂十一脈灸経』『陰陽十一脈灸経』といった灸治に関する文献と『鍼経』との関係を論じた武田論文（「灸経から鍼経へ―黎明期の中国医学とその史的展開」）等，優れた論文が収録されている。

研究班の報告書ゆえ，所蔵している図書館などは関西に集中しているなど，入手，閲覧が容易な図書ではないが，是非繙いていただきたい。

（〒135-8473　東京都江東区深川2-6-11-4F）

Abstract

The author of this study, engaged in international standardization activities for traditional medicine, has been deeply preoccupied with a question: "How has traditional medicine survived the modern age?" It is a serious problem that the systems of traditional medicine in Japan, China and Korea do not allow any simple standardization in spite of all similarities among them. Hidemi Ishida highlights the issue from the perspective of the adoption process of Western anatomy, in his study titled: "Why didn't traditional Chinese medicine adopt and develop anatomy at an early stage?"

日本臨床鍼灸懇話会

鍼灸医療の学問的・社会的発展のすべての基礎は個々の日常臨床にあります。
本会は臨床鍼灸師が具体的な症例を通じて，
自らの原点である素朴な臨床的経験や疑問を自由に討論できる場をつくります。

【活動内容】
YOUTH・定例研修会：月1回。森ノ宮医療学園にて開催。
（参加費は本会会員・学生￥1,000，一般￥2,000。どなたでも参加できます。）
全国集会：年1回。大阪、東京、名古屋などで開催。

【お問い合わせ】
日本臨床鍼灸懇話会事務局
〒564-0032　吹田市内本町1-1-6　米山鍼灸院　TEL.06-6381-6656
http://www.konwakai.com/

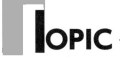

やってみよう！
初学者向け論文を探して読んでみる
〜未経験でも身につく「医療情報の見極め力」養成講座〜

Let's have a try!! Find and read a report for beginners.
Training course: How to identify valuable medical information

病鍼連携連絡協議会 関西支部
糸井 信人，佐藤 義晃，中西 智子，長谷川 尚哉
ITOI Nobuto, SATO Yoshiaki, NAKANISHI Tomoko, HASEGAWA Naoya

　テレビ番組で「○○が血糖値を下げる」などと取り上げられた商品が翌日には店頭で売り切れ，患者さんから「先生，あれってどうなの？」などと聞かれる。今までにこのようなことを経験した事がない医療者はいないのではないのでしょうか。

　一般の人々は「シンプルでわかりやすい，自分の知りたい情報」を求めていて，インターネットやSNSが普及した現在，そういった情報は手軽に入手できるようになりました。反面，爆発的に増えた情報の海の中で，「情報の質」は探した本人が判断しなければならない時代になってしまいました。「WELQ事件」をはじめとするコピー記事騒動は記憶に新しいことと思います。そしてそれは，あはき師にとっても無関係ではありません。

　病鍼連携連絡協議会は，2013年12月の発足以来，医療機関とあはき師との連携を支援する活動を行ってきました。丸4年の活動の中で，他の医療職とあはき師との壁の一つは，卒後の人材育成環境の差であると感じています。

　あはき師に不足しがちな知識は，臨床でよく出会うであろう疾患についての基本的病態生理，現代医学に基づいた治療情報の整理と理解なのですが，他の医療職では共通知識として職場などの研修で身に着けることができるのです。

　人材育成環境の不足を個々のあはき師だけで解決することは難しいのですが，医療職として必要な知識やスキルに触れる機会を少しでも増やすために，病鍼連携連絡協議会　関西支部（以後，病鍼連携関西）では2018年より「卒後研修プログラム」を実施することといたしました。その第一弾として企画したのが，表題の「やってみよう！初学者向け論文を探して読んでみる」です。

　残念ながら，あはき師が論文を読むこと自体に否定的な意見もあります。しかし，東洋医学と科学的論文は，決して相いれないものでも思想が異なるわけでもないのです。

　①研究デザインと統計解析との違いについての理解
　②構造的な手法に対しての抵抗感
　③論文の検索システムなどの利用方法

　など，論文との良いお付き合いを始めるまでには複数のハードルがあるのですが，はじめはそのハードルが大きな山の様に見えたり，超えられない壁のように誤解されたりしているのだと考えています。

TOPIC やってみよう！ 初学者向け論文を探して読んでみる
〜未経験でも身につく「医療情報の見極め力」養成講座〜

2018年1月24日に行われた運営会議では，委員たちが自ら悩んだり挫折したりしながら，どうやってハードルを乗り越えたかを共有しました。

本会の世話人である建部陽嗣（25頁）は，かねてより業界誌にて，鍼灸関連の論文数の比較を定期的に行っており，そのつど国内外のギャップについて説明してきました。日本の鍼灸業界が世界の流れとは異なる道を歩み，その差が広がる一方であることが危惧されています。病鍼連携関西では，建部の提言を受け，こういった現状の打開を目指して「インターネットで使える論文検索ツール」や「図書館の使い方」をテーマに盛り込み，論文検索や読み方の知識をどのようにお伝えするかについて準備を進めております。ありがたいことに，国会図書館関西館（京都府精華町）が趣旨に賛同下さり，ご協力を得られることとなりました。

論文は，実は知りたいテーマについて，質の高い情報を（場合によって）無料で入手できる手段なのです。初学者の方に，論文を検索して読む経験を積み重ねていただくことで，最終的に医療情報のリテラシー（正確さの見極め力）が養成されると考えています。また，東洋医学的施術，日本伝統鍼灸的施術，マッサージ等自律神経刺激を含んだ施術についてプロトコルの概略を数年かけて構築していく事業も行って参ります。

第1回は2018年5月ごろ実施する予定です。学生の皆様や，卒後就職したばかりの皆様に参加していただきやすいよう，新年度から生活が落ち着く時期に設定しました。準備の様子，実施予定など，詳細については，Facebook病鍼連携連絡協議会グループページにて追って報告してまいります。

どうぞご参加下さい。

（https://www.facebook.com/groups/705254322831870/）

特集2 座談会

アトピー性皮膚炎の現状と鍼灸治療の意義

The current situation of atopic dermatitis and the significance of acupuncture and moxibustion therapy

アトピー性皮膚炎といえば，乳幼児の赤く腫れた痛々しい肌を思い浮かべる方も多いと思う。依然として，乳幼児の患者数はダントツで20歳以下が多くを占めているものの，近年，20〜45歳のいわゆる成人患者の増加と，その難治化がクローズアップされている。2016年には診療ガイドラインも改定されたが，果たしてアトピー治療の現状はどうか？さらに鍼灸治療の可能性と今後の課題について議論していただいた。

日　時　平成30年2月22日（日）
出席者　佐藤健二先生・浅井輝昭先生
　　　　池上典子先生
司　会　江川雅人先生
オブザーバー　廣長愉美（編集部）

Participant: SATOU Kenji・ASAI Teruaki・
IKEGAMI Noriko
Chairperson: EGAWA Masato
Observer: HIRONAGA Yumi (Editor)

江川：本日は，アトピー性皮膚炎（以下，アトピー）をテーマに先生方にお集まりいただきました。アトピーについては，発症機序や医療の問題点さらにエビデンス等，語るべきことはたくさんあると思いますが，今回は臨床的な視点に的を絞って，治療の現状，鍼灸治療の可能性等について議論していただきたいと思います。

佐藤先生は『〈新版〉患者に学んだ成人型アトピー治療，難治化アトピー性皮膚炎の脱ステロイド・脱保湿療法』（つげ書房新社）を上梓されて，脱ステロイド・脱保湿治療を提唱されていますが，皮膚科医として多くの患者さんを診てこられたご経験からご意見をお願いいたします。

「アトピーと言われている」患者さん

佐藤：はい。まずアトピーの基本的な特徴としては，日本でも世界でも同じですが，「湿疹の病変があって，良くなったり悪くなったりを繰り返す，本人にも家族にもアトピーの素因がある」ということですが，それだけでいくと，ちょっと広すぎるという感じがあります。

江川：広すぎる…というと？

佐藤：他院でアトピーと診断されて，私の勤務する病院の皮膚科に紹介された患者さんたちを診ていますと，アトピーではないと思う患者さんが多くなっているのです。

江川：つまり日本皮膚科学会が出しているアトピーの定義は当てはまるけれど，アトピー以外も入ってきてしまうということでしょうか？

佐藤：そうです。例えば，もともとアトピーではなく，接触性皮膚炎が生じたものにステロイドを長く使用し，さらに悪くなっていつまでも治らないという方です。その場合もアレルギーの診断ファクターの1つであるIgE抗体の値が高くなるケースはたくさんあるのです。

日本皮膚科学会としての見解は，平たく言うと「まず炎症を抑えるためにステロイドを使用し，それでもダメもしくは改善していかないならばプロトピック等を使う。症状が治まれば保湿剤などに変え，そのまま経過していくとひょっとしたら治るかもしれない」ということ

ですが，2000年に初めて治療ガイドラインが出されて以降，患者数は減るのではなく，どんどん増えているのです。

江川：アトピーの患者さんは増えている…。

佐藤：いえ，アトピーと言われている患者さんが増えているのです。しかも，成人が増えています。20歳代を中心にして，最近は60〜70歳までです（表1）。発症率はそう変化していないので，治るはずのものが治らずにきてしまっている（表2）。ガイドラインを制定する側も，現状に即して考える人は成人患者の増加を問題にしています。この問題の解決策として，私の脱ステロイド・脱保湿療法が出てくるわけです。

編集部：最近，アトピーの方が増えているように感じていたのです。その1つに成人で再発している場合があるわけですね。

佐藤：そうです。治りにくくなっている患者さんは，アトピーの症状はあるのだけど，主要な皮疹はステロイドの副作用で，ずっと続けて使用されてきたため皮膚がステロイドに依存性を持ってしまっているのです。

脱ステロイド・脱保湿療法は薬剤の副作用治療

江川：ステロイドの副作用で皮疹ができあがっている…。その皮疹は痒みを伴うものですね。

佐藤：強烈な痒みを伴います。公にはそういう表現はなされていませんが，依存性ができてステロイドを使わなければ悪くなるのでいつまでも使ってしまう。それでますます依存性が進行していくわけです。

私が提唱している脱ステロイド・脱保湿療法というのは，アトピーに対する治療ではなくて，アトピーの治療として使った薬剤の副作用を治すための治療で，副作用がなくなった後で，アトピー自体の治療が本格的に必要になってきます。

江川：アトピーでなく，アトピー治療に使った薬剤の副作用…という指摘は，衝撃的ですね。脱保湿療法については，アトピーの病態では，「皮膚バリア障害がある，乾燥した肌が皮膚過敏性を亢進させており，保湿を含めたスキンケアが外用薬治療に先行して重要だ」と言われており，私たちも実際に患者さんに保湿を勧めています。

佐藤：患者さんも含めて間違って捉えられているようですが，まず脱保湿の対象になるのはどういう患者さんなのかが重要なのです。ステロイドに依存性ができてしまっていると保湿に対する依存性も同時にできてしまっていて，ステロイドを中止するときに保湿も止めると回復がはるかに良くなります。

表1　日本のアトピー性皮膚炎，年齢分布
　　　（H19〜H20年 日本皮膚科学会）

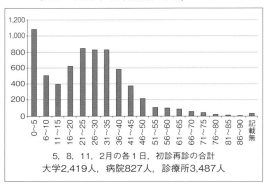

表2　アレルギー疾患 推計患者数の年次推移

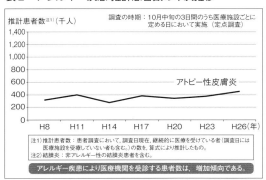

特集2 | アトピー性皮膚炎への治療

江川：保湿にも依存性ができるわけですか？

佐藤：そうです。以前，東京医科歯科大学と淀川キリスト病院とでステロイド剤治療を中止した治癒率について論文[1)2)]が出されて，ステロイドを中止した場合は約50％です。私たちが示した保湿剤も含めて中止した場合はほぼ100％でした[3)]。ここでいう保湿は，保湿依存性を持った方の治療においての保湿です。

ですので，全くステロイド剤を使っていない患者さん，例えば，乾燥して痒みが生じている赤ちゃんの肌にワセリンを塗って保湿して痒みが止まったら，それは正しい治療です。どんな場合でも初めから脱保湿ではありません。つまり，まず保湿が必要なときにドンっとステロイドを使うのが間違いで，それで逆に悪くしているということなのです。

江川：ああ，なるほど，保湿の意味はそういうことですね。

佐藤：ステロイドが関係してくると重篤な症状が出てきます。例えば，患者さんのなかには中止すると全身から滲出液がわーっと出てきます。

江川：それは，ヒトが本来持つべき保湿機能が失われてしまうということでしょうか？

佐藤：皮膚を詳しく調べないと，原因を含めて正確なことはわからないですが，そこで炎症が起こってしまっているのでしょうね。

「ついでに」から積極的な治療へ

江川：アトピーの患者さんを一括りにできないということですが，鍼灸院へ来られる患者さんについて伺いたいと思います。浅井先生のところではいかがでしょうか。

浅井：患者さんは大概，内科や皮膚科に行くものと思っておられるので，アトピーを主訴に来院されることは稀です。しかし腰痛など運動器疾患で来られても，実際に治療していくとアトピーがあったりします。それで一緒に治療していると痒みも取れてきて，アトピーに鍼灸が効くことに気づかれる，というのが実情ですね。

江川：浅井先生が学術部部長をされている東洋はり医学会関西では，認定アレルギー専門鍼灸師養成コースを実施されていますが，それはどういった経緯でスタートされたのでしょうか？

浅井：私たちは2016年に一般社団法人となったのをきっかけに，公益を目標に掲げて，広く会員外も含めた講演会を開催してきました。それをさらに臨床に直結したものを行おうと，先生方から要望の多かったアレルギー疾患に絞った認定専門鍼灸師講座を昨年スタートしました。

江川：要望が多いというと？

浅井：他の疾患のついでに治すのではなく，

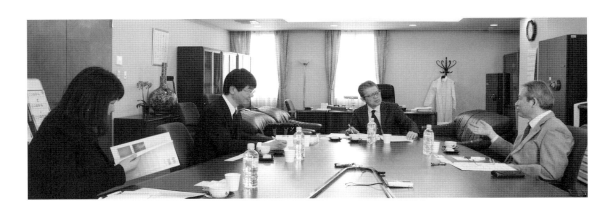

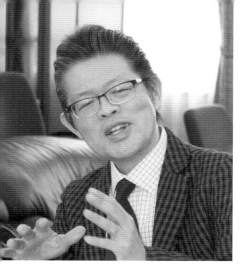

江川 雅人（えがわ まさと）

1963年生まれ
1987年　明治鍼灸大学（現・明治国際医療大学）鍼灸学部卒業
1992年　同教員養成課程・附属病院研修鍼灸師修了
同年　　同　東洋医学臨床教室　助手
2004年　明治鍼灸大学（現・明治国際医療大学）博士号（鍼灸学）取得
2011年　明治国際医療大学加齢鍼灸学教室　教授・同大学院教授　兼任
2013年　同大学保健・老年鍼灸学講座　教授
2017年　同大学鍼灸学部はり・きゅう学講座　特任教授
〈現　職〉明治国際医療大学鍼灸学部　特任教授
〈住　所〉〒629-0392　京都府南丹市日吉町保野田

積極的に治療していこうということと、実際にアトピーの患者さんを前にしてどう治療したらいいかわからない鍼灸師さんも結構多いということで、まずアレルギー疾患にしました。昨年の初回が好評で、今年も引き続いて実施します。

江川：成果としてはどうですか？

浅井：認定講座は昨年スタートしたばかりですので、参加された鍼灸師さんからの治療データはまだないです。ただ、来院患者さんの60～70％がアレルギー疾患というアレルギー専門鍼灸院と言ってもいい治療院もあります。

佐藤：アレルギー疾患としてはどういった病名のものを対象にしているのですか？

浅井：Ⅰ型の即時性のある疾患で、鼻炎と皮膚炎を対象にしています。Ⅱ型・Ⅲ型の細胞障害型は、治療している先生はおられますが、認定の対象ではありません。

江川：では池上先生は、臨床に携わってこられて、アトピーの患者さんも治療してこられたと思いますが、印象としてはいかがでしょうか？

池上：浅井先生もおっしゃられたように、患者さんはアトピーを主訴として鍼灸院に来院することは、本当に稀だと思います。他の疾患を主訴として来院されて、その疾患を治療しているうちに、患者さんが「アトピーも良くなっている。なんでやろう…」と感じられることが、患者さんの中で鍼灸とアトピーが結びつくスタートだろうと思っています。

皮疹の周りにお灸をすえると痒みが軽減する

江川：実際に、鍼灸ではどういった治療をされているのでしょうか？

池上：私の治療している患者さんは重篤な方は多くはないのですが、ご本人達はご自身の肌の状態を必要以上に気にされている方が多いです。治療に関しては、皮疹の周りにお灸や鍼をしていくと痒みがだんだん少なくなって、痒い場所や範囲も減っていくように感じています。

江川：お灸する部位は皮疹の周囲ですか、それとも痒いところの周りに、ですか？

池上：患者さんに痒いところの境目がどこか教えていただいて、そこにお灸や鍼をします。最初、患者さんはその境目がわからないくらい、全部痒いとおっしゃるのですが、治療を重ねていくと、「ここからが痒い」と、痒くないところとそうでないところの境目がわかってこられますね。

江川：それはつまり、皮疹の範囲が減っていくということですね。

池上：そうですね。見た目もそうですし、患者さんご自身の感じられ方もそうですね。

佐藤：非常にわかりやすいですね。

江川：確かにそうですね。ただ、皮疹を刺激すると血流が良くなって痒みが増して、掻破が

起こって悪化する可能性も考えられますが，患者さんは施術後に痒みが増したりされませんか？

池上：実はそうなのです。皮疹の周りを囲むように鍼をしたところ，抜鍼後に痒みが増す患者さんが多かったです。しかし次に来院されたときに「夜は掻かずによく眠れた」と言われて，それでは抜鍼後の痒みをなくすにはどうしたらいいかと考えて，お灸（糸状灸）をしてみました。結果，鍼に比べてお灸のほうが痒みの出方は少ないように思います。

江川：お灸のほうが効果的ということですね。浅井先生はどうですか？

浅井：池上先生のおっしゃった治療法は，私たちも標治法としてよくやる方法で，"取り巻き灸"（図1）と言って，正常な皮膚と湿疹の境界に湿疹を取り巻くように5分灸や8分灸等をすえます。やはり湿疹の範囲は狭まっていきます。施術後に痒みが出るのは，補瀉の仕方が間違っているのだと思います。カサカサと乾燥したところには補的な鍼を軽くする必要があります。

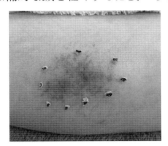

図1　取り巻き灸：患部が広範囲の場合は不可能だが，肘窩・膝窩などには適応する。

肌の機能不全の状態に応じて補・瀉の治療をする

佐藤：補的とは？

江川："補的"は東洋医学的な用語ですね。補的な刺激とはソフトな刺激と言い換えたらいいでしょうか。

浅井：東洋医学では機能不全の状態を虚と実

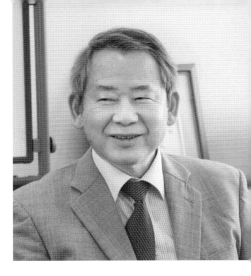

佐藤 健二（さとう けんじ）

1947年生まれ
1971年　大阪大学医学部卒業
1976年　大阪大学医学部皮膚科 助手
1992年　同大学皮膚科 講師
1994年　名古屋市立大学 助教授
2000年　公立学校共済組合 近畿中央病院皮膚科 部長
2008年　阪南中央病院皮膚科 部長
〈現　職〉阪南中央病院皮膚科 部長
〈連絡先〉〒580-0023　大阪府松原市南新町3-3-28
Atopic.info/satokenji/

に二大別するのですが，虚は皮膚の状態を保つために必要な物質や情報が届いていない状態です。虚の状態を施術者が鍼や灸を使って解消する方法を補法と言います。このとき，鍼ならほとんど鍼先は肌に当たっていないと思うのです。鍉鍼でもいいのですが，皮膚に接触，あるいは皮膚から1mmほど鍼を浮かせます。使用する鍼は銀製の1番鍼などの細鍼です。

佐藤：鍼は直接，肌に触っていないということですか？

浅井：そうです。ただし，ジクジクしたところは実という状態で，正常なときより物質や信号が停滞していると考えます。停滞を解消する方法を瀉法と言いまして，肌に鍼を接触させて停滞している熱を奪うような施術をします。

江川：滲出液が出たりして，肌がジクジクしていると刺すわけですね。どれくらいの太さの鍼をどれくらい刺入するのですか？

浅井：散鍼なのですが，鍼はステンレス鍼の

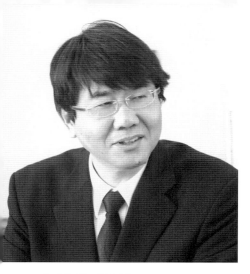

浅井 輝昭（あさい　てるあき）

1960年生まれ
1988年　行岡整復専門学校（現　大阪行岡医療専門学校長柄校柔整科）卒業
1989年　関西学院大学大学院　社会学研究科博士課程後期過程　卒業
同年　　日本テキサス・インスツルメンツ㈱勤務
1993年　新井病院（現　医療法人永光会新井クリニック）勤務
1997年　浅井整骨院勤務
2000年　行岡鍼灸専門学校（現　大阪行岡医療専門学校長柄校鍼灸科）卒業
同年　　あさい　はり治療所　開業
〈現　職〉あさい　はり治療所・浅井整骨院 院長，一般社団法人東洋はり医学会関西 理事・学術部長
〈連絡先〉〒581-0084　八尾市植松町6-4-8
　　　　http://www.eonet.ne.jp/~asais

1番鍼（太さ0.16mm）で，1mmくらい刺入して抜く時に押手で少し圧を加えます。

佐藤：出血はしないですか？

浅井：それほど深く刺していませんので出血はありません。これらは経絡治療での基本的な治療法で，皮膚の病症が虚的な場合は補的に，実的な場合は瀉的な操作をします。

江川：肌の状態がカサカサかジクジクかで治療法を分けるわけですね。アトピーでは赤く熱を持っている場合や，黒ずんでいる場合がありますが，そのときはどうでしょうか？

浅井：経絡上で熱がこもっているような状態の場合は，指先の井穴に刺絡をして，熱を奪うような治療をします。なぜ，炎症が起こったり熱がこもるのかというと，気血の鬱滞が原因と考えますので，その鬱帯を流してやるのです。

江川：例えば，腕の内側，肘のところに湿疹があると，心包経で指先の中衝あたりを刺激すると熱が取れますね。それに加えて補瀉の治療をするわけですね。

佐藤：池上先生のおっしゃった湿疹の箇所にお灸をするというやり方ですが，お灸ではないですが，私たち皮膚科でも硬くて盛り上がって瘡蓋になっている痒疹をマイナス180℃くらいの液体窒素で凍らせたりするのですが，それは結局，お灸と同じではないかと思ったのです。

江川：液体窒素を使った治療は，痒疹そのものを潰してしまうという治療法ですね。鍼灸治療では丘疹そのものを物理的に潰してしまうという方法は取れないですね。

突然の痒みと体内ステロイド

江川：痒みの周囲にお灸やジクジクしているところに鍼と，皮疹を刺激することについて，皮膚科医としてのご意見はどうでしょうか？

佐藤：むしろ，私の方が教えていただきたいのです。アトピーでは突然，わーっと予期せぬ時に強烈な痒みが出てきて，夜中でも突然起きて掻いてしまうということになります。それがどうして起こってくるのかというと，おそらく神経の問題かもしれないので，鍼でピッピッと末梢から中枢へ刺激が行くことで軽減できる，抑えることができるのではないかと思ったのです。

江川：アトピーの掻痒感は末梢ではC線維を伝導すると考えられています。痛みの治療における研究では，鍼灸刺激はゲートコントロールや下降性抑制系を介してC線維の伝導を遮断すると考えられています。したがって，そういう形で痒みの感覚が遮断されるかもしれないですね。

浅井：アトピーの患者さんは副交感神経が優位になった状態の時に痒みが起こりやすいと思

います。つまり，帰宅してホッとした時とか，夜中とかに猛烈に痒くなるというのは，そういうことが関係していると言えないでしょうか。

佐藤：そういう指摘をされている先生もおられますが，どうでしょうね。ただ，はっきりしているのは，ステロイドホルモンが生成されるのは午前10時がピークで，以後ずっと下がって行って，午後5時頃にちょっと低くなってまたちょっと上がって午前5時くらいが最低になって，そこからまた上がっていくというふうになっているのです（表3）。ステロイドホルモンがその人に必要な量より少なくなると痒みが出てくる，その時間が午後5時とか夜に当たっていて，それで痒みが出てくるのではないかと思っています。

江川：体内ステロイドですね。

佐藤：そうです。副腎で作られるステロイドホルモンですね。それが，痒みが出てくる大きな要素としてあるように思っています。だから，痒くて寝られないと言っていても，午前5時くらいからは寝られるのです。それはその時間帯からステロイドホルモンが出始めるからなのです。

表3　コルチゾールの日内変動

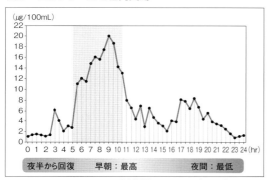

成人健常人の1日のコルチゾール分泌量：約20mg
(https://www.slideshare.net/kiyonet/ss-64547455)

皮膚は全身の機能をもつ臓器 鍼灸はその機能を賦活させる可能性がある。

江川：佐藤先生も非ステロイド治療をおっしゃっているわけですが，鍼灸治療はもちろん非薬物治療で，非ステロイド治療としての意義もあるのではないかと思うのです。実際，ステロイド剤の使用がステロイドホルモンの生成を抑制することはないのでしょうか？

佐藤：1日に10～20ｇを全身に塗るような場合に，副腎での生成が抑制されることははっきりわかっています[4]。ただ，そういうふうに大量塗布されている方は少ないです。

池上：私自身は，不妊症などの婦人科疾患の治療をする機会が多く，妊活時でステロイド剤を使いたくない，使うのに不安を持っているという相談をよく受けます。ラットでの実際の影響を聞き，私自身も妊娠時に胎児への影響を考えて使いたくなかったので，患者さんたちの不安はよくわかります。

佐藤：ステロイドの影響はわかっています。ヒトを対象にした検証で，かなり広範囲な皮疹があって，日本ではもっとも弱いと言われているステロイド剤以外の薬剤になると，胎児の体重は減っていくという報告がなされています[5]。それよりも実際問題だと思うのは，最近，わかってきているのが，皮膚に視床下部，下垂体，副腎系の全部の酵素があって，ステロイド剤を塗布した皮膚だけの副腎不全が起こる可能性を示すということなのです[6]。副腎ホルモンが作られなくなる，不全が起こるという論文も出ているのです[7]。

江川：なるほど。それはつまり，皮膚にステロイド外用薬を塗っていると，体内ではステロイドホルモンが作られていても効かなくなってしまう，皮膚で生成されているものが外用薬で阻害されるということですね。副腎で作られ

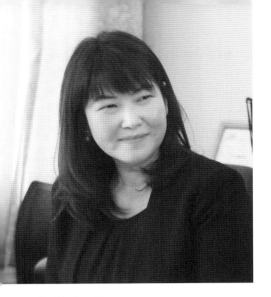

池上 典子（いけがみ のりこ）

1973年生まれ
2005年　永澤鍼灸院 勤務
2006年　明治東洋医学院鍼灸学科 卒業
同年　　大阪医科大学附属病院麻酔科 実習生
2011年　明治東洋医学院教員養成課 卒業
同年　　森ノ宮医療学園専門学校 勤務
2015年　多田鍼灸院 開業
〈現　職〉森ノ宮医療学園専門学校講師，多田鍼灸院院長
〈連絡先〉〒537-0022　大阪市東成区中本4-1-8

ているステロイドホルモンには影響がないから大丈夫というわけではないのですね。

佐藤：そうです。明確な論文はまだ出ていませんが，それが，最初に申し上げたステロイド依存の問題につながっていくと思います。

ネズミで実験されているのですが，副腎を除去したネズミの皮膚からもコルチゾールがちゃんと出ている。炎症を起こしたところからちゃんと出てきているのです。専門的になりますが，炎症が起こったところだけ色素沈着するのは，色素細胞刺激ホルモンが出てくるからで，その遺伝子はACTH（副腎皮質刺激ホルモン）遺伝子の中に入っていて，色素沈着が起こるということはつまりコルチゾールが皮膚で作られているということなのです。

江川：つまり局所的な抗炎症力は落ちてしまって，外用薬に頼ってしまう体になっていく。ガイドラインでは治まるまで塗りましょうと言われていますが。

佐藤：だから，いつまで経ってもステロイド剤を止めることができないのです。

江川：皮膚にそれだけの機能があるということは，皮膚は体を覆う膜であるだけではなく，極めて重要な全身の機能を持った臓器と言えるのですね。我々鍼灸師が，その皮膚にお灸をすえたり鍼をしたりアプローチしているわけですが，それは，皮膚の機能を賦活する，再生させる可能性があるとも言えるかもしれませんね。

佐藤：期待したいですね。

それからステロイド剤は塗った箇所のほかにも効力はあるのです。理由はわからないですが。脱ステロイドに取り組み始めた頃に，ステロイドを中止して肌の状態が悪くなった後少し改善した頃に帯状疱疹を起こし痛みがひどい方があって，仕方なしに帯状疱疹の箇所だけにステロイドを塗ったところ，そのほかのところまできれいになったのです。伝達機構はわからないですが，ここでもひょっとすると，鍼灸など神経を刺激することでなにかできないかなと思いますね。私の期待ですが。

全身治療・冷えから治療する

江川：日本皮膚科学会では，外用薬は「各々の皮疹のある場所や重症度に合わせて外用薬を用いる」と表現していますが，佐藤先生のお話から，局所が全体とつながっている可能性から鍼灸治療をみるとどうでしょうね？

池上：「全身を治療する」が鍼灸のミソかなと思うのです。アトピーの患者さんは，体の上部が熱くて下部が冷たいように感じられます。東洋医学的には上熱（上に熱がこもっていて）下寒（下が冷えている）と言うのですが，腰痛で来院された患者さんを全身治療してアトピーまで改善したということもあります。経験上，

下半身の冷えが治まることでアトピーも改善していくように思っているのですが，冷えが関係するということについてはいかがでしょうか？

江川：アトピーの患者さんの皮疹ばかりではない，全身所見はどうかということですね。

佐藤：赤ちゃんで，状態が悪くなってきたら足も冷たく紫色になっていますが，ただ大人の場合だと，ステロイドを中止して悪くなっている方は全身暖かく熱を持って赤いですね。ステロイドを使用していない方だと，元々持っている皮疹の箇所だけが問題になってきますが，皮膚科としては，下半身が特に冷たいということは，多少あるかなくらいで多くはないように感じます。

浅井：私は，池上先生に非常に同感で，手足が冷えている患者さんが多いなと思います。実際，患者さんの手足を触ると冷たいですし，ご本人も冷えを訴えられていることもあります。その冷えがなくなってくるのと並行して皮膚の状態も良くなってくるように感じます。熱の分布の偏りを，鍼灸で対流させるというか，均一にすることで，熱によって起こっていると思われる炎症や痒みが抑制されるのかもしれないと思います。

江川：浅井先生のご意見はユニークですね。痒みや皮膚の炎症を取るではなく，冷えを取ることで，その向こうにある炎症を取る。つまり，炎症とは炎の証だから，熱があるときは必ず寒がある，だから冷えを取ると，寒熱のバランスが是正されて，熱によって起こっていると思われる炎症や痒みも抑制されるということですね。

浅井：体の上下の熱もそうですが，内側と外側の熱にも言えることで，アトピーの治療は小腸の熱を取れと学生のときに習ったのです。胃腸に炎症が起こっていて，それを改善していくと，内実外虚と言いますか，末端の冷えも改善されて部分的に表面に出てきている炎症や痒みも抑えられるということです。

江川：それは患者さんによっても異なるように思いますが，どうでしょうか？ 皮膚に熱を持っている方は冷たいものを飲みたがるので胃腸が冷えていることもあるかと思いますが。内側がずっと冷えていると逆に熱が外側に出てきて炎症が強くなる，あるいは胃腸に熱があると，逆に手足が冷えるということもあるように感じます。

便通や便の状態も関係する

江川：やはり全身の寒熱のバランスを取るという治療方法はアトピーに対する鍼灸治療の特徴と言えるかもしれませんね。

浅井：そうですね。さらに患者さんの全体的な熱の状態だけでなく，便秘や水様便など便通や便の形状も重要ですね。

池上：私もアトピー患者さんに便通異常があるのはすごく感じていまして，便秘が多いように思います。

江川：アトピーで見られる症状ではまず瘙痒感，それ以外に鍼灸師としては，便秘や冷えも重要なファクターということですが，皮膚科医としてはどうですか？

佐藤：私の立場から，原因としていくつか考えられるのは，大抵痒み止めを服用していたら副作用で便秘は起こりますね。それに全身がかなり発赤していると皮膚の表面から水分が出て行くので脱水状態になっていることも作用しているかもしれません。私の診ている患者さんでかなり滲出液が出ている場合にそれを減らそうとすると，水分摂取を減らさないといけないのですが，そうすると当然便秘が起こります。

江川：滲出液が出るから，逆に水分補給をする，というわけでないのですね。

佐藤：そうですね。皮疹が改善してきたから

特集2 ｜ 座談会 ｜ アトピー性皮膚炎の現状と鍼灸治療の意義

といって，制限していた水分を一気に飲んだりするといっぺんに皮疹が出ます。だから治療上の問題から起こってくる便秘も考えられますね。

江川：アトピーは皮膚の炎症なわけですが，人間の体を1つのホースと考えれば，ホースの内面も皮膚の1つで，まさに消化管はそうですね。そういったところから，消化管とアトピーとの関連性はないのでしょうか？ 鍼灸師はどうしても全身へ広げて考えます。

佐藤：調べておられる方もいらっしゃいますが，現段階としてはどうでしょうね。

鳩尾(みぞおち)や季肋部のしこりやこりも目安

池上：私は治療の前に膝を伸ばした状態で腹診しますが，鳩尾のところが固くなる方が多いように思います。アトピー症状が改善してくると，鳩尾も軟らかくなってくるのです。肝鬱の患者さんが多いのかなと感じていますが，そんなことはないのでしょうか？

江川：ストレスは東洋医学的には肝の病で，季肋部によく反応が出やすいということは，アトピーになる原因にストレスがあるということでしょうか？

池上：ストレスも大きな原因であるとは思います。ある小児鍼の患者さんで，アトピーが主訴で通われていたのですが，お母様が食事の内容や水分摂取量など事細かく毎日お子さんのアトピー日記をつけておられて，お母様の精神的な状態が心配で，アトピーのお子さんだけではなくお母様を治療したのです。そうすると，その日記の量が減ってお母様の表情が良くなっていくのと同時に，なかなか良くならなかったお子さんのアトピーの症状も改善していったのです。

佐藤：アトピーの患者さんはどちらかというとうつ的な状態になりますね。自分を見られる

のが嫌で，家の中に閉じこもりだんだん非活動的になっていく。以前，そういう状態の患者さんを精神科的に治療してもらおうと精神科を紹介したのです。3〜4例の患者さんを診てもらった後，「皮膚の状態が良くならないとダメです。皮膚の状態を治すことを第一に考えて治療してほしい」と精神科医に言われました。それは正しいと思います。

浅井：私の診ている患者さんでも，確かに季肋部や心窩部が固くなっている方は多くて，やはりストレスが関係していると思いますね。池上先生のおっしゃった患者さんの場合はお母さんがストレッサーになっていたのですが，そういうことはよくあって，大人の場合だとなかなか治らないのは，社会的な立場や環境がストレッサーになっている。つまり，アトピーへのストレスだけでなく，自分に注がれる周囲の目もストレスになっていますね。

佐藤：皮膚科医としては，解剖学的にどの部分が固くなっているか気になります。皮膚-脂肪-筋肉と層になっているどの部分か。痒い部分をひどく掻くと，皮膚に苔癬化が起こって固くなったように感じます。

池上：しこりを感じているのは表面ではなく，だいたいその下になりますね。

浅井：それから，横隔膜があまり動いていないようにも感じます。

江川：呼吸が浅いということでしょうか？

浅井：吸気が十分でないので，多分，呼吸は浅いと思います。実際，季肋部の弾力を器具を使って測ると，軟らかくなってくると症状も改善していますね。逆に言うと，アトピーの有無に関係なく，ストレスを抱えている方はそうだということが言えると思います。

江川：症状緩和の目安になるわけですね。

佐藤：ストレスがあって，あまり外出せず体

を動かさないでいると，横隔膜が動かなくなってくることはあると思います。ただ，ストレスがあるとアトピーがひどくなるのはよく見られることで，例えば急に良くなったので聞いてみると，恋人との問題が解決したとか，高校入試でひどくなったのが合格したらパッと良くなり，大学入試時にまたひどくなり通ったら良くなり，次に国家試験で悪くなって…と場面場面で繰り返す人もいます。症状が悪化する原因の1つは，ストレスで掻くのだと思いますね。

池上：小学生のお子さんの患者さんで運動会前に痒みがひどくなって，治療してもあまり改善せず，運動会が終わった途端に良くなったということがありました。

江川：ストレスで痒みに対する閾値が下がるのでしょうか？

佐藤：そうかもしれませんね。

江川：僕は，肩こりとか筋肉の凝りが非常に多くなっているように感じますね。皮膚が固くなるではなくて筋肉ですね。それも熱が上にあがっていることもあります。

患者への共感と肌に触れることが安心感を与える

江川：お話を聞いていると，ストレスとアトピーの関係は1つのテーマになりそうな感じがしますね。鶏と卵の関係で，ストレスがあるからアトピーが悪くなる，だから心のケアをすれば体も良くなるというので，最近はアトピーカウンセリングもあるようです。心理的な悩みに対応して症状をコントロールしようということだと思いますが，これも1つの非薬物治療ですね。そういう立ち位置から患者さんにアプローチしようということではいかがでしょうか？

池上：心理面だけじゃないと思いますが，鍼灸院に来ることでリラックスできてストレスが減り，それが症状緩和につながるということはあると思います。私たちは患者さんに手で触れることができるので，そういうことで寄り添うというか，安心感を持ってもらい信頼関係を築くことも治療の目標にはしています。

佐藤：私たちももちろん患者さんの話はよく聞きますが，ストレスで悪くなる患者さんは，間違いなくおられて，そのストレスがどんなものかを聞き出さないとどうしようもないわけです。例えば皮膚の状態が原因で外へ行けないからとか，母親も子供もアトピーで，子供にはステロイドを使わせたくないが，早く綺麗に治してやるためにステロイドを使えと言う家族間での意見の食い違いがあるなど，それらが解決することで良くなっていくことはあります。

江川：それは鍼灸臨床上でも重要ですね。

佐藤：池上先生がおっしゃった患者さんの皮膚に触れることですが，ひょっとしたら感染するんじゃないかと気にしている患者さんもおられると思います。そこで全然心配ないですよと，触ってもらうと安心される。だから直接，鍼灸師さんに肌に触れてもらって治療してもらうのは意味があるのではないかと思いますね。精神科の先生に診てもらって薬を出してもらうだけではダメで，精神的な治療としてだと，臨床心理士さんなどもいいかもしれませんね。

浅井：患者さんの中には，何がストレスになっているかわからずに悩んでいる方もおられるのです。例えば，まさかお姑さんとの関係が痒みに関係しているとは思われないわけです。それで会話のなかで問いかけしていくと，「ああ，そうか」と気づかれることもあって，そこでこちらが共感しながら治療をしていくと，それまでひどかった痒みが時間的にも短くなって眠れるようになっていきます。そういう気づきや，良くなったなという感じを持ってもらえる

と，治療はどんどん良い方向に進んでいきますね。

佐藤：そう，共感は重要ですね。

池上：鍼灸では治療時間が長く取れるので，患者さんの心の声を聞くのは得意分野かなと思いますね。

数値はあくまで病勢を表す指標

江川：患者さんをみていると来院前には病院でアトピーと診断を受けて，外用薬等の処方をされています。患者さんをはさんで医師と情報交換しながら治療していけたらと思うのです。そのためのスキルはどうでしょうか？

佐藤：情報交換は重要だと思うのですが，それぞれ東洋医学と現代医学の考え方がありますね。医師はデータを重視しますので，治療して良くなったと言うときに，私たちが納得できる根拠が明確になっているといいかと思いますね。鍼灸の場合，個人を重視して，全体の比率などを気にしないところがあるような気がしますね。

江川：鍼灸のアトピーに対する研究のあり方ですね。診療ガイドラインには漢方については二重盲検法が出ていますね[8]。この方法は，鍼灸では偽鍼などを使ったやり方になるので，なかなか難しいですが，今後は鍼灸治療の有無での比較も検討する必要があるだろうと思います。

佐藤：鍼灸治療の有無での比較ができれば一番でしょうが，皮疹の周りにお灸をするものと，鍼をした場合というようにポジティブコントロールでやっていくこともありますね。

江川：ただ，鍼灸師としては，治療して痒みが減ったと言われるとよかったなと思いますが，これは単なる経過じゃないかと思うこともあります。ですので，客観的な指標があるといいなと思います。IgE抗体や好酸球の数値などがわかるといいかなと。

佐藤：単なる経過かもしれないというのは，私たちも同じです。数値に関しては，私は，アトピーはアレルギー疾患であると思っていないのです。皮膚のバリア機能に不可欠なフィラグリンの遺伝子異常があると保湿蛋白が作られない皮膚バリア障害も多少あると思いますが，それは日本人のアトピー患者中の5分の1くらいで，それが痒みを起こす原因になっていますが，フィラグリン異常はアレルギーではないです。あとの5分の4では，アレルギー以外で原因となっているものはたくさんあるはずです。

病状が快方に向っているかどうかの評価基準として，IgE抗体の数値の変化は有効と思いますが，私の診た患者さんのデータで，湿疹が良くなった後でもIgE抗体の値はほとんど下がらず高いままで，症状が良くなったかなり後で下がってきます。ということは，湿疹があるからIgE値が上っているのであって，IgEが高いから湿疹が出るのではない。逆なのです。

江川：アレルギー性の反応は強く出るが，アトピーで明確に皮膚バリア障害を除いた5分の4については原因はまだよくわかっていないということですね。

佐藤：最近は新たにアトピーの重症度を反映する血清中のTARC（タルク）という数値も出てきました。ただ，それはあくまで病勢をある程度示す数値であって，それがあるから病状がどうだと言わなければいいと思うのです。

鍼灸と皮膚科は別の角度で治療

江川：主治医の先生がどう言われているかを聞いて，その通りにしましょうが，私たちの基本になりますが，鍼灸師はどこまでアトピーの患者さんに関わっていいか。例えば保湿に関しては，接触性皮膚炎は別として基本的に入浴し

てサカサしていたら保湿剤でしっとりさせておきましょうと患者さんに言っていますが，依存性が関係してくるとなると…。

佐藤：それは，皮膚の状態によって変えるのです。例えば，赤ちゃんだと石鹸はほとんど使わなくていいし，入浴もあまりさせないでいい。ただ，滲出液が出てばい菌が多くなってくると，滲出液を出さないような上手な洗い方が必要です。そうすると，ばい菌だけ洗い流せる。大人だと，滲出液があったり，白い粉が浮き出ていると入浴後にそれがフケのようになって痒みが出るので入浴はしないほうがいい，その状態が過ぎて良くなってきているときは，ある程度入浴するとか温泉に行ったりリラックスできるのなら有効…。そういう指導はしています。

江川：皮膚科では佐藤先生のおっしゃったような指導がなされているわけですか？

佐藤：いや，ほとんどされていないでしょう。多くは，キレイに洗ってステロイドを塗りなさいでしょう。鍼灸師さんとしては，ステロイドの作用と鍼灸治療の方法は全く別の種類のものと思いますので，追加で良くなる方法になればいいと思います。ただ，全身への情報伝達網があって，それとステロイドが関係してくるということもありますが…。

江川：鍼灸は，ステロイドが局所的に抗炎症作用をもたらすとはまったく異なるアプローチで全身を診る。ということは，皮膚科の先生方とは別の角度で治療しているということで自信をもって治療したらいいですね。

佐藤：そう思います。

江川：皮疹のところにお灸や鍼をすることについては，ちょっと待て，とはなりませんか？

佐藤：それは実験をして良くなればいいのです。特定の医者と契約をして，許可のもとでやったらいいのです。ただ，鍼だと衛生上の問題，お灸だと瘢痕ができたときの問題がありますが，協力的な医師を見つけることですね。漢方医からかもしれませんね。

江川：どんな治療をしようとしているかを医師に伝えることですね。それを患者さんと共有して，東西両医学の面から治療する。

浅井：鍼灸院に来られる患者さんは，すでに病院も何カ所か回ってこられた方が多いのです。それで鍼灸の評判を聞いて，もしかしたら治るかもというので来られています。

佐藤：私が診ている患者さんも，いろんな病院に行かれて，途中で漢方も試したという方もいます。だから，鍼灸があることを知ると行かれると思います。患者さんや医師への宣伝と，それから話し合いをすることですね。

池上：本当に知られるところが重要ですね。

江川：専門鍼灸師養成認定講習でデータが蓄積されていくと，それらを通してアプローチできるようになるかもしれませんね。

継続治療へ向けて

江川：アトピーは今日鍼灸治療をして明日治っているということはまずないわけで，何回か治療を継続してもらう必要があります。そのための工夫はどうでしょう。診療ガイドラインでも，「患者や養育者が病態や治療の意義を十分理解して積極的に治療方針の決定に参加し，その決定に従って積極的に治療を実行し，粘り強く継続医する姿勢，すなわち治療のアドヒアランスを高める配慮が大切である」と記載されています。

佐藤：そんな場合は，最初に，治療でこんなことを考えているが，だいたい効くとしたら，これくらいの期間で効いて来るだろうから，そこまでやってみて良かったら続けるし，ダメだった

ら止めると患者さんにも伝えておくことですね。

江川：私の場合は，10回の鍼灸治療でVASでの痒みの状態は改善していても，IgE抗体の数値での有意差は出なくて，20回，30回と治療するごとにIgEや好酸球の数値的な改善が見られるということが多いのです。それで，10回の治療でちょっとでも調子が良いなと思ったら，もう10回しましょうよと，患者さんたちに話をすることにしています。

浅井：10回という時の治療の間隔はどれくらいですか？

江川：1週間に1回ですので10週間，2～3カ月かかりますよと。10回であまり良くならなくても20回だと良くなるかもしれないと伝えていると，5～6回であまり変わらないと思われても，10回は通院してくれますね。

池上：私は，学生時代に江川先生に授業でアトピーの治療を教えていただいたのですが，15回で良くなられている患者さんが多いように思いましたので，1週間に1回，15回を目標にしています。その時点で患者さんとお話をして，共感を通して信頼関係を作ることで継続治療につなげていくようにしています。アトピーは腰痛などとは違って先の見えないものですので。

浅井：体質を変化させていく必要があるので，改善していくには日数と時間は必要ですと，お話をしています。自費治療ですので経済的にも長くなるとしんどい方もいらっしゃると思うので，目安としては，できたら週2回あまり間隔を開けずに，5回を目安に，変化がなかったら仕方がない，何か少しでも良い方向へ変化があればさらに続けてくださいというふうにしています。

江川：アトピー自体は5回治療した時点で「治らんわ」と言われても，肩こりや腰痛など他の疾患が楽になってくると，アトピーも良くなってくることもありますからね。

浅井：患者さんは辛口の評価でも，こちらが前はこういう状態でしたが，今はこうです，と具体的に良くなっているところを見つけて説明して，患者さんが確かにそうだと納得されると継続してくれますね。

佐藤：そうですね。皮膚の状態に絞ると，特定の皮疹の写真を撮っておくこと。それから患者さん自身が気にしておられることを記録しておいて，それが5回，10回の治療で実際にどうなっているかを聞いて効果のあったことを知ってもらう。1つは，夜，眠れるかどうか。睡眠状態ですね。患者さん自身は自覚症状になるので，客観的なものを示すのが説得力がありますね。

江川：最近はiPhoneなどでも炎症がかなり鮮明に写りますからね。写真を見て，改善が示されれば，患者さんは掻きながらでも，「確かに良くなっている」となります。そのほかには，どのように評価をしていったらいいでしょうか？

池上：冷えなどの時に使うのですが，健康関連QOLの評価表のSF8[9]とか有効かなと思いました。

江川：アトピー患者のQOL評価には，DLQIとかSkindex-29といった皮膚症状専用のQOL評価表，さらにアトピーの皮疹の評価ではSCORADというものもあります。

佐藤：もちろんそれらは客観的な評価としては有効ですが，皮疹の評価を正確にするためには，まず皮膚の診方を勉強していないとなかなか難しいかなと思いますね。皮膚科医でもできていない場合がありますから。特にSCORADは皮膚科医専門用なのでかなり難しいです。

江川：評価を点数化するということも，継続治療には有効かなと思いますが，鍼灸院では難しい部分もあるということですね。ただ，写真やVAS，睡眠や習慣といった日常生活動作についてのアンケートは有効ですね。

佐藤：先ほど池上先生は1人の患者さんにか

なり時間をかけて診られるということですが，どれくらいかけるのですか？

池上：私は40〜50分です。置鍼は10分弱ですね。

佐藤：それくらいかけるのであれば，質問用紙に記入してもらうのもいけますね。

将来へ向けて鍼灸の有効性の確立へ

江川：アトピー治療の今後はどうでしょうね。

佐藤：皮膚科としては，今出てきているのは生物学的製剤で，TNFレセプターの阻害剤などが有効だと言われていますが，比較的軽度な症状でのデータであったり，費用もかかりますので現状ではまだまだと思いますが，世界的な流れはその方向に向いていますね。しかし，最初に言いましたステロイドによる皮膚機能の不全が明らかになってくると，今後アトピー治療は変わってくる可能性があると思います。

江川：変わるというか，ひっくり返ってきますね。本当にステロイド剤は急性期だけで，それ以外ダメということになりかねないですね。

佐藤：ごく短期間の使用ですね。現在も外国では，薬剤使用書に短期間しかダメと書いてありますし，アメリカでは使用期間が4週間を超えたら安全性と有効性は保証されていないと明記されています。診療ガイドライン2016版では，再燃を繰り返す皮疹へプロアクティブ治療が出てきて，潜在的な炎症があるので皮疹が出てこないまでに塗りましょうということで，アトピー症状だけだったらいいのでしょうが，依存性になっていたら一生塗り続けるということになります。だから，この治療法は危険性がありますね。

江川：ステロイドへの警鐘は患者が実際には証明していると言えますね。そういう時代こそ非薬物治療の1つとして鍼灸がクローズアップされてくるのではないかと思います。皮膚科でも研究が進められていますから，私たち鍼灸師も本格的に取り組む必要がありますね。

浅井：実際に治療効果も出ていますからね。

池上：日頃臨床している者としては，写真と違ってデータを取ることは難しいと思っていたのですが，今後は治療を広げていくためにもしっかりデータを取っていきたいと思います。

浅井：東洋はり医学会関西での認定アレルギー専門鍼灸師の講習の中に臨床でのデータの取り方も盛り込んでいきたいと思います。

江川：高齢者医療を中心に研究と臨床をしていて，例えばパーキンソン病でのL-ドパ剤の服用でも患者さんを通じて考えることも多いのですが，今回，ステロイド剤について佐藤先生から提示された内容にはショックを受けました。西洋医学で研究が進められているように，鍼灸師もがんばらねばなりませんね。

本日は，貴重なご意見をありがとうございました。鍼灸臨床に役立てていただきたいと思います。（了）

〈参考文献〉

1）玉置昭治他：成人型アトピー性皮膚炎の脱ステロイド軟膏療法．日本皮膚アレルギー学会誌，1：230-234，1993
2）片山一朗他：成人アトピー性皮膚炎の難治性顔面皮膚炎に対する脱ステロイド外用療法の評価．日本皮膚科学会雑誌，104：875-880，1994
3）南宏典他：重症成人型アトピー性皮膚炎患者のステロイド外用離脱．皮膚，38：440-447，1996
4）古江増隆他：日本皮膚科学会アトピー性皮膚炎診療ガイドライン，日本皮膚科学会雑誌，119：1515-1534，2009
5）日本皮膚科学会：アトピー性皮膚炎診療ガイドライン2016年版．126：121-155，2016
6）Hannan R et al.：Dysfunctional skin-derived glucocorticoid synthesis is a pathogenic mechanism of psoriasis．J Invest Dermatol, 137：1630-37, 2017
7）Fukaya M:Histological and immunohistochemical findings using anti-cortixol antibody in atopic dermatitis with topical steroid addiction．Dermatol Ther (Heidelb), 6：39-46, 2016
8）日本皮膚科学会：アトピー性皮膚炎診療ガイドライン2016年版．126：121-155，2016
9）健康関連QOL尺度 SD8：https://www.sf-36.jp/qol/sf8.html

1990年の初版から27年、第2版として再登場！

耳針法の臨床

歯科医師である著者が、古典からP.ノジエの理論までも研究、実践を重ねた。本書では、耳針法の沿革・概論に始まり、診断・治療について東西両方の医学からの解説が加えられている。各論における臨床治験の例は全科に及ぶ。

―― おもな内容 ――

第1篇　耳針法概論
　基礎理論／臨床理論／診察法／治療法／針麻酔法／耳針穴の解剖学部位とその効能表

第2篇　臨床治験例
　運動器疾患／神経系疾患／呼吸器疾患／消化器系疾患／内分泌疾患／循環器系疾患／アレルギー性疾患／泌尿器系疾患／皮膚系疾患／婦人科系疾患／外科系疾患／眼科系疾患／耳鼻咽喉科系疾患／口腔領域疾患／その他

坂下 孝則 著
B5判上製／352頁
定価：7,000円＋税

知ってるようで知らない鍼灸医学とその成り立ちが理解できる！

偏屈人的私講釈
鍼灸医学の基礎と来歴

鍼灸医学においてあまり議論されることのない臨床から外れた分野を、"偏屈人"を自称する著者が自分気ままに講釈。鍼灸医学の基本思想がわかるだけでなく、鍼灸に関する雑学もぎっしり詰まった、読み物としても楽しめる1冊。

―― おもな内容 ――

第1章　東洋医学とは	第6章　鍼の完成条件
第2章　鍼灸医学について	第7章　経脈の発明過程
第3章　入れ墨と鍼灸の関係	第8章　経穴発見の不思議
第4章　砭石（へんせき）の時代	第9章　気についての考察
第5章　艾とお灸の歴史	第10章　気血営衛と経絡

黒田（晃生）俊吉 著
A5判／432頁
定価：3,500円＋税

お申込み・お問合せ　**たにぐち書店**

〒171-0014 東京都豊島区池袋2-68-10 ｜ **TEL.03-3980-5536** ｜ **FAX.03-3590-3630**

特集2 アトピー性皮膚炎への治療

アトピーへの漢方&鍼灸治療
Kampo/ acupuncture and moxibustion treatment for atopic dermatitis

北里大学東洋医学総合研究所　伊藤 剛（いとうごう）　ITO Go

> アトピー性皮膚炎（atopic dermatitis：AD）は単なるアレルギー疾患ではなく，皮膚のバリア機能障害であり，腸管免疫の異常，またストレス，疲労，睡眠不足，感染，食事などでも悪化しやすい複雑な疾患である。鍼灸治療はこのようなADの増悪因子を改善させ，自律神経バランスを整えることで有用な治療法である。漢方および鍼灸で改善した2症例からその意義について考察した。

1 漢方治療で改善後、再発し鍼灸単独で治療

[患者] 28歳男性
[主訴] 皮膚の発赤と痒み
[既往歴] 特記すべきこと無し。
[現病歴] X-13年：17歳でアメリカへ留学した頃より目の周囲に発赤と痒みが出現。その後症状が悪化したため一時帰国し，皮膚科にてアトピー性皮膚炎（AD）と診断されステロイド治療するも一進一退を繰り返した。

X-12年：帰国時に北里大学東洋医学総合研究所（東医研）の漢方外来を受診。煎じ薬の柴胡清肝散料加石膏で治療が開始され，その後，黄連解毒湯・十全大補湯の隔日投与や柴胡清肝湯にて一時，症状は治まるようになったため自己判断で中止した。しかし2年後，仕事環境の変化や花粉症で再び悪化し，当東医研の漢方外来を再受診。発赤が強く炎症が強いため，清熱作用のある黄連解毒湯加石膏にて治療が再開され，その後，頭皮に対し黄連解毒湯合治頭瘡一方加石膏（5g）に変更。症状が改善したため再び自己判断で治療中止。

X-5年3月：仕事のストレスと睡眠不足，花粉症などでADが悪化。地元の皮膚科クリニックでステロイド外用剤や抗ヒスタミン剤による治療を受けるも改善しないため，再び当東医研の漢方外来を受診。毛孔に一致した皮疹の悪化を認め，伝染性膿痂疹が疑われたため十味敗毒湯で治療したが，その後，自己判断で治療を中止。

X年3月：再びADの症状が悪化し，同時に手足の冷え，肩こり，腰痛があり，漢方治療の限界を感じ，当鍼灸外来を受診した。

[経過] 初診時，ADの炎症は全身に及び，特に顔面，肩・背中・腕・膝裏の痒みと発赤が強く，瞼・こめかみ・額・乳首からは滲出液が漏出していたが，特に西洋薬や漢方薬による治療は行っていなかった。

○鍼灸治療：北里方式経絡治療

本治／脈診により肺虚証の基本穴（太淵，尺沢，太白，商丘，三陰交，地機）で経絡治療を中心に行う。標治／首と肩の凝りに対し玉沈，肩井，肩外兪，肩中兪，曲垣，天宗，曲池などを適宜必要時に加え，腰痛へは志室，上仙，胞肓へ灸頭針を用い，便秘に対しては適宜，支溝などを用いた。

○治療頻度：患者が遠隔地に居住し，また予約の都合より1～2カ月に1回程度。

○経過：初回より全体的に身体が軽くなるも，背部の痒みは残っていたが，約4カ月後，5回目の治療から膝裏，大腿部，背部の痒みが軽減し，6回目には背部の皮疹は消退するも，肩や前胸部の皮疹が残っていた。8回目には

腰と腹の痒みが軽減，9回目以降は，全体的にADの皮疹が治まり，痒みも軽減し，1年4カ月後，12回目の治療時には，ADの色素沈着を残すも発赤や痒みは消失，乳頭から漏出していた滲出液も止まったため，治療を終了した。

2 漢方薬治療と鍼灸治療の併用

[患者] 36歳女性
[主訴] 顔面と下肢の浮腫，発赤，痒み
[既往歴] 特記すべきこと無し。
[現病歴] X-1年：もともとあったADによる足の皮疹が悪化し，湿疹化したため痒みが増強。皮膚科で治療するも改善せず。他の病院で漢方薬（詳細不明）の治療を受けたが，服薬直後より顔面の浮腫とADの悪化がみられた。その後，漢方薬は中止したが，症状は改善せず，結婚式を間近に控えていたため，早急に治したいという希望にて当東医研漢方外来を受診した。また本人の希望から当東医研鍼灸外来での鍼灸治療も併用した。
[経過] 初診時，顔面は発赤，熱感あり，眼瞼を含む顔面全体に浮腫があったことから（図1-a），漢方薬の副作用による症状の悪化と考えられた。
○漢方治療：服用した漢方薬は詳細不明であったが，炎症が強いため，まず清熱剤の黄連解毒湯に，浮腫と瘀血を取る目的で桂枝茯苓丸を合方した煎じ薬を処方した。
○鍼灸治療：北里方式経絡治療
本治／脈診上から腎虚証の基本穴（経渠，尺沢，手三里，太渓，復溜，陰谷）に加え，腰痛に対し，標治として志室，胞肓の灸頭鍼。
○経過：下肢の浮腫は早期に軽減し，初回より6週間後には顔面のむくみもADの発赤も改善し（図1-b），無事，結婚式を行う事ができた。

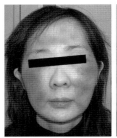 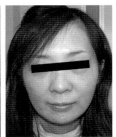

図1-a　　　図1-b

漢方薬治療について

ADに対する一般的な漢方薬治療では，炎症を抑え，熱性の痒みをとる場合には，第一選択薬として黄連解毒湯や白虎湯（白虎加人参湯）または黄連解毒湯に石膏を加えて用いる事が多い。また皮膚の炎症発赤が強く，皮膚のバリア機能が破綻し滲出液が漏出している場合やステロイドの急な中止により引き起こされたリバウンドによる悪化などには，皮膚のバリア機能を改善する目的で十全大補湯，夏期または温暖時に発汗で痒みや炎症が増す場合には消風散を用いる。乳児から大人までの，腸管免疫を改善させ，脾胃（消化管）を整える場合，乳児に経母乳投与（乳児に対し母親が服用して，薬効成分を含む母乳で服用させる方法）として用いる場合，他の清熱剤が無効の場合などには黄耆建中湯が有効な事がある。

その他，皮膚の色素沈着，うっ血など瘀血徴候がある場合に桂枝茯苓丸，ストレスやアトピー性格など悪化に心理的要素が強く関与する場合や，腹症で胸脇苦満が認められる場合には抑肝散や柴胡清肝湯などの柴胡剤を用い，黄色ブドウ球菌やレンサ球菌などによる伝染性膿痂疹（飛び火），単純ヘルペスウイルスによるカポジ水痘様発疹など感染を合併する場合には十味敗毒湯などを用いる。

なお，慢性に経過し，皮膚は枯燥し，苔癬状，

色素沈着の強い場合には温清飲（黄連解毒湯＋四物湯）などを用いて治療するが，温清飲はステロイドと併用するとADを悪化させやすいので注意が必要である。

 ## 鍼灸治療について

アトピー性皮膚炎や痒みと炎症を伴う皮膚疾患に対する鍼灸治療では，腹部では，巨闕・期門・中脘・天枢・大巨・関元，胸部では，欠盆・膻中，背部では，定喘・大椎・肩井・肺兪・厥陰兪・心兪・肝兪・三焦兪・腎兪・大腸兪・上髎・次髎・中髎・下髎，上肢では，曲池・陽池・合谷・神門，下肢では，血海・太渓・足三里・陰陵泉・三陰交・湧泉などを用いる事が多い[1]。その他，全身の痒みに対して奇穴の百虫窩も有効な場合がある[2]。

なお，皮膚表面の炎症が強い重度のADでは，皮膚面に滲出液が漏出している場合や感染を伴っている部位には基本的に鍼は刺入しないように注意が必要である。伝染性膿痂疹やカポジ水痘様発疹など汎発性の感染を引き起こす可能性があるからである。このような場合には，十全大補湯や黄耆建中湯などの皮膚のバリアを含む表虚を改善する漢方処方を併用すると良い。皮膚へのアルコール消毒は効果的だが，時にアルコールは皮膚炎を悪化させたり痛みを誘発するので，ステリクロンなど他の消毒を要する事もある。

 ## 漢方薬治療と鍼灸治療の併用

漢方薬治療と鍼灸治療の併用効果に関する報告はないが，東医研の鍼灸外来でADを主訴として治療した症例数は，2008年から2017年の9年間で女性31例（2-58歳，平均年齢32.9歳），男性26例（4-55歳，平均年齢32.7歳），計57例と，漢方薬単独治療患者に比べかなり少ない。

しかしこれら以外に，腰痛や肩こりなど他の症状で受診した中にはADを合併している症例もあるので，実際はもう少し多いものと思われる。この57例のうち漢方薬治療を並行して行っていたのは15症例（26.3％）であった。使用された漢方処方では黄連解毒湯がもっとも多く，その他は，黄耆建中湯，桃核承気湯，十全大補湯，香蘇散，加味逍遙散料，消風散料，温経湯，葛根湯，大柴胡湯などであった。

鍼灸のADに対する効果とメカニズム

ADの痒みの減少やIgEを介するアレルギーに対する鍼灸治療の有効性は，これまでも報告されてきているが，有効性を科学的に証明するようなRCT研究がまだまだ少ない事が指摘されている[3]。また痒みの起こるメカニズムは，医学的に未だ解明されていないが，最近では痒みに皮膚のオピオイド受容体が関与している事が報告されてきている[4,5]。鍼治療はオピオイド受容体にも作用することから，鍼灸治療は，自律神経調節と同時に，こうした皮膚のオピオイド受容体に作用して，痒みを調整する可能性も示唆される。特に経絡治療での浅鍼は自律神経バランスを調整し，さらにこうした皮下の受容体を刺激するに有効な治療法と考えられる。

〈参考文献〉
1）伊藤 剛：（最新版）カラダを考える東洋医学．P240, 朝日新聞出版, 2018
2）伊藤 剛：（図解）いちばんわかる！東洋医学のきほん帳　全身奇穴MAP．学研パブリッシング, 2014
3）Tan HY, Lenon GB, Zhang AL and Xue CC: Efficacy of acupuncture in the management of atopic dermatitis：a systematic review. Clinical and Experimental Dermatology, 40；711-716, 2015
4）Cowan A, Kehner GB, Inan S: Targeting Itch with Ligands Selective for k Opioid receptors, Handb Exp Pharmacol, 226；291-314, 2015
5）Famer WS, Marayhe KS：Atopic Dermatitis：Managing the Itch. Adv Exp Med Biol., 1027；161-177, 2017

（〒108-8642　東京都港区白金5丁目9番1号）

特集2　アトピー性皮膚炎への治療

経絡治療で改善した重篤な小児のアトピー性皮膚炎
Serious childhood atopic dermatitis improved by meridian treatment

一般社団法人 東洋はり医学会関西，なる鍼灸院　甲斐 典睦　KAI Norichika

> 経絡治療は，病体を気血の変動（正常では無い状態：虚または実）として捉え，どのような病変であっても経絡の虚実に変換して，虚に対しては補法を，実に対しては瀉法を施して正常な状態（平）に戻してゆく治療です。アトピー性皮膚炎もその例外ではなく，四診法によって患者の身体の状態を経絡の変動として捉え，治療してゆきます。

1 症例

[患者]　6歳（幼稚園児）　男性　身長105cm　体重27kg

[初診]　X年6月16日

[現病歴]　1歳半からアトピー性皮膚炎（AD）が出現し徐々に拡がり，4歳になり全身に及ぶようになった。白く粉が吹くような乾燥とぐじゅぐじゅとした滲出液が出る状態とを繰り返し，毎年，春先に非常に悪化。首や関節付近は掻きむしらないように包帯を巻き，包帯交換時，痂皮が剥がれ出血する。来院時は以前よりも弱いステロイド剤を使用し，悪化すると強いステロイド剤を使用。乾燥している部分には多種類の保湿剤を試し，滲出液対策として抗生物質を処方されているが，飲むと必ず嘔吐するため飲めない。

母親は，多くの病院をめぐり，体質に合うかどうかを試し，その結果に一喜一憂を繰り返してきたため，少しでも変化があればと期待して来院。小学生になってからADがいじめの対象にならないかと心配もしている。

[既往歴]・[随伴症状]　共に特になし。

[鑑別]

望診：同年代と比べやや小柄な印象だが，ほぼ標準体格。全身の肌の色は浅黒く，痒みのある部分は赤みを帯び，時間が経過している部分は痂皮ができている。尺部（前腕内側。全身の中で最も自然な色を保ち得る所）の色はくすみ，やや黒っぽい。

聞診：母親同伴で少し緊張ぎみで自分からはあまり話さず，早く治療を終え帰りたいと言う。声は元気で力があり，五声は呼。

問診：食欲は，よく食べる方だが野菜嫌い，お菓子好き。ほぼ常に軟便で色は黒くべっとりとして便器にへばりつく状態でとても臭い。睡眠は特に問題なし。

切診：全身がカサカサと乾燥し，特に両上下肢の陽経側がひどい。首の周囲・肘窩・膝窩・陰部はよく掻きむしるため発赤し滲出液も散見される。出血を繰り返しているため，表面がところどころ小さく発疹のように隆起している。

腹診：表面全体が乾燥し小腹がよりカサカサしている。大腹は張りがある。肝の診所から腎の診所まで馬蹄状に柔らかく，虚。脾の診所は圧すると跳ね返される固さあり，実。

脈状診：浮・平・虚。浮いて軽い印象の脈で，ほわっと広がるが空虚な脈状。

比較脈診：左手関上の肝の脈はよく浮いて触れた指にすぐに当たる空虚な脈で，脾の脈と比較して陰分が弱く虚。左手尺中の腎の脈は陰分

特集2 アトピー性皮膚炎への治療

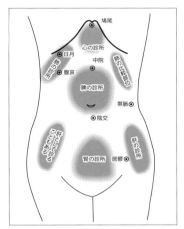

図1　経絡腹診（福島弘道著『わかりやすい経絡治療 第四版』東洋はり医センター刊より）

が浮いた感じで，虚。右手関上の脾の脈は肝の脈と比較するとしっかりしているが，突き上げるような固さはなく平。その他も平とした。

病症の経絡的弁別：春先の症状の悪化，五声の呼，へばりつく強い臭いの便⇒肝木経の変動。

尺部の色が黒⇒腎水経の変動。

証決定：以上から総合的に判断し肝虚証とした。

適応側の判定：男性で定則の通り左とした。

[治療経過]

初診（X年6月16日）

○本治法：検脈・腹診とともに奇経腹診から通里―太衝を確認し，まずよく浮く脈を落ち着かせることを第一の目標にし，左曲泉穴に銀鍼1寸2番鍼で補法を行う。検脈後，浮いていた脈が少し陰分に近づいたので，左陰谷穴に補法を行ったところ，脈は浮きが落ち着き拡がりが締まってきた。相克の脾と肺の脈に注意をしたところ，それほど嫌な硬さを感じず，陰経の処置は終了。陽経に移り，補法の後，まだ少し浮きが残る胆経の邪を塵に応ずる補中の瀉法をステンレス鍼の1寸の2番鍼で行った（塵とは生気が虚損している場合に現れる綿埃のようにフワフワした感じの脈状で，細鍼で陽経の穴へ接触し，刺鍼の初めに

生気を補い，その後，瀉法として軽快に抜き差しし押し手を締めてパッと抜き去る）。検脈し本治法を終了。

○標治法：仰臥位／奇経への灸を通里―太衝で行い，通里に無熱灸を5壮，太衝に3壮。両側の前肩髃と築濱に5～10壮施灸。ナソ部（頚肩腕部）とムノ部（鼠径部及び骨盤周囲）の補鍼，両上下肢にある。滲出液の強い部分に「取り巻き灸」（87頁図1を参照）をする。左商陽に井穴刺絡を終了。

伏臥位／身柱と命門に無熱灸を5～10壮施灸。首や肩背部から腰部にかけての補的散鍼で背部調整をして終了。

2回目（X年6月19日）：前回と同様の施術

じゅくじゅくとした滲出液が若干減った印象があると言う。しかし客観的に見て大きな変化は感じない。初診の翌日までは良い便が出たが，その後，2回目治療日まで黒い臭い便に戻る。体の毒素が出ないと良くなっていかないので，便をよく観察して報告してもらうよう伝える。

3回目（X年6月23日）：前回と同様の施術に裏内庭を追加。

まだじゅくじゅくとした滲出液が見られるが，掻きむしり予防のための肘の包帯は外して来院。おならの臭いが少しマシになり，軟便だが，肝の脈の浮きが落ち着いてきた印象。掻痒感のある場合に当会で推奨している，掻くための道具としてたわしを渡す。

4回目（X年6月26日）：前回同様の施術に，奇経を太衝―通里に変更。

首のしわの隙間，肘窩，膝窩のじゅくじゅくがまだ目立つ。それ以外の手足の発疹は減って来ている。乾燥した部分の面積に変化なし。腹部は乾燥しカサカサしているが，井穴刺絡後はしっとり潤う。

5回目（X年7月3日）：前回同様の施術

施術後はよく掻いているが，その後の回復が早いと言う。じゅくじゅくの面積が少なくなってきて，肘と膝に包帯は不要となった。腹部の乾燥が減り，スベっと滑らかになってきた。軟便気味だが臭いなくなってきた。脉は全体的に浮脉ではあるが，ばらつきが少なくなってきた。

6回目〜8回目（週に1回の治療）：前回同様の施術

「痒みがあり掻くがすぐに回復する」を繰り返し，少しずつじゅくじゅくやカサカサの面積が少なくなる。便通も軟便気味の時があるものの，良い状態の便も出るようになってきた。

9回目（X年7月31日）：前回同様の施術

抗生物質を服用しても，嘔吐しなくなった。そのためか，滲出液が顕著に減少。体が薬を受け付けられるようになったと評価をしてくれた。

10回目（X年8月7日）

陰部に痒みがあり，掻いて発赤している。便は良い状態。脾の脉の力のなさが気になり，よく確認する。脉状は浮・平・虚ではあるが，肝と脾の脉の比較で脾の脉が容易に潰れてしまう。肝と腎の脉も浮いて伸びのある流れではなく，心の脉もしっくりとこない。腹部も大腹が虚に見えるため，証を脾虚証に変更。

左太白と左大陵に補法，陽経は胆経の補中の瀉で塵。その他，標治法は前回同様に施術。以降，2週間に1度の施術に変更。

11回目（X年8月21日）：前回同様の治療。井穴刺絡を胃経の厲兌を追加

陰部の痒みや肌全体の乾燥がやや軽減しているが，膝窩のじゅくじゅくした滲出液が目立つ。

12回目（X年9月4日）：脾虚証で同様の施術。

首や四肢の関節部の滲出液が出てじゅじゅくした面積が少なくなり，かなり改善が見られる。便も良好。症状に波があり，「滲出液が出た後良くなる」の繰り返しと，乾燥が出る時もあるが，少しずつ改善に向かっている。脉は時々浮脉となるが落ちつき，大きく正脉から外れなくなる。便はずっと良い形状。

〈20回目まで脾虚証〉

20回目（X年12月25日）：前回同様の施術に，井穴刺絡を井穴灸に変更

経過良，前回から3週間に1度の治療に変更。肌の状態はじゅじゅくすることがほとんどなく，ときどき痒みが出て掻いてしまい赤くなったり，乾燥してカサカサしたりするが，それも治まり悪化しない。

27回目（X＋1年5月11日）

悪化が心配された春を超えて，ほぼ症状なく完治ということで施術を終了。

以後，再発を心配し，月に1回のペースで来院。証は20回目以降，基本的に脾虚証で，時々肝虚証に戻る。小学2年生となった現在，施術は継続し43回目となっている。

反省と考察

体の至る所に包帯を巻き付けて来院された時は，えらいものを引き受けたと思ったが，本会で得た知識と技術を持って挑戦して何とか結果に結びけることができほっとしたというのが正直な感想である。季節の変わり目に，悪化しないよう祈る思いで施術を継続した。私が治療したAD患者の中で，最も重篤で長期にわたる症例となった。この症例以後，小児のアトピー性皮膚炎の治療には自信を持って当たることができるようになった。

振り返ってみると，もっと実の反応を積極的に探し，処置していれば，もっと早く改善したのではないかと思う。小児の脉は診所も範囲が狭く，慣れるまでに難しいが，施術中の変化を腹診でとらえるのが自分なりのコツとなった。

（〒545-0014　大阪府大阪市阿倍野区西田辺町1-21-5）

特集2　アトピー性皮膚炎への治療

妊娠中の腰痛治療から鍼治療が影響したと思われる1症例

A case: Possible effects of acupuncture therapy for back pain in pregnancy

森ノ宮医療学園専門学校，多田鍼灸院　池上　典子（いけがみ　のりこ）　IKEGAMI Noriko

近年，アトピー性皮膚炎（AD：atopic dermatitis）に対し漢方や鍼灸療法などの証に合わせた治療が高い有用性を示した症例[1)2)3)]が報告されてきた。とはいえADを主訴として鍼灸院に来院する患者は少なく，鍼灸治療がADに有効であるという認識が一般的に浸透しているとは言えない。しかし，他の疾患で来院した患者が，ADも罹患しており，他の症状を治療するなかでADの症状も軽減し，最終的に治癒するという事を多々経験する。本症例は，妊娠中の腰痛治療の中でADが良好な経過を示したことから本格的治療に移行し，症状改善できた症例である。

1　症例

[患者]　31歳女性　身長：158cm，体重：61kg，妊娠30週

[主訴]　腰痛，皮膚掻痒感，肘窩の皮膚の状態

[既往歴]　特記事項なし。

[家族歴]　母親にAD，花粉症

[現病歴]　幼少期よりADを生じたが，その後は改善。高校受験時，大学受験時に再発しステロイド外用薬で症状は安定。その後も，一進一退はあったものの，特に加療せずに経過。

第一子妊娠中に再発したが，ステロイドは使用せず，第一子出産後も，授乳中の為，ステロイドの使用を避けていた。出産後，腰痛で鍼灸院に来院。その際に，腰痛に対する鍼灸治療で，ADも寛解した気がしていたとの事。

第二子妊娠中，再びADが悪化したが，第一子のときと同様にステロイドの使用を避け，腰痛が出現したので，再度来院した。ADの症状も悪化しているが，授乳中でありステロイドは不使用。

前回（第一子出産時）の腰痛治療で鍼灸治療がADに効果があるのかもしれないと感じていた。今回も，腰痛は3回の治療で完治し，それと同時にAD症状も軽減しているように感じている。

皮膚の乾燥状態は肘窩部，膝窩部に顕著。掻痒を伴い，入浴時，就寝時に特に悪化する。瘙痒は，頭部，肘窩部が強かった。

[治療法]

○鍼灸治療：ADは幼少期からの慢性的で，便秘が随伴症状にみられる。AD症状は軽度で変化が激しくなく，皮膚は白く乾燥傾向等から，ADの東洋医学的分類[2)3)]を参考に気血両虚証と弁証，治則は補気補血とした。

全身治療／腰痛が主訴の為，腰痛に対する治療を主に，下肢の冷えを取る事も目的とした（今回は腰痛に対する治療内容は割愛）。妊娠中であり，通常使用する三陰交や合谷は使用せず，刺激量は少なめにした。

局所治療／肘窩の気になる皮膚症状，痒みの部分を囲うように毫鍼（直径0.16mm：セイリン社製）を置鍼。経験上，瘙痒部の周囲を糸状灸にて施灸するほうが瘙痒に対する軽減が見込めると考えるが，今回は妊婦で，お灸に対する恐怖心があったため，毫鍼を使用した。

使用経穴：側臥位にて足三里・陽陵泉・太衝・肺兪・肝兪・脾兪・曲池・内関・肘窩部8ヵ所：置鍼10分

○**評価方法**：主訴が腰痛だったこともあり，ADに対する評価は，瘙痒（Visual Analogue Scale：VAS）のみであった。治療経過途中より，皮膚疾患特異的QOL尺度Skindex16[4]を使用。

[治療経過]

治療1〜3回目（妊娠29〜30週）：腰痛に対する全身治療

3回目で腰痛はほぼ改善。

瘙痒（VAS）／1回目81→2回目76→3回目71

3回目の治療終了後に，ADに対する相談を受ける。翌月，マタニティフォトを撮影する際に着用する予定の衣装では肘窩のADが見えてしまうので，悩んでいる。第一子での治療や今回の治療でもADの症状が軽減したので，AD治療ができないかという事だった。

治療内容を説明した際，お灸に対しては恐怖感があるとの事で，鍼治療のみで，期限（1カ月後の写真撮影日）までに，患者の期待する状態にまで軽減できるかは確約はできないと説明した上で治療開始。期限までに治療回数をできるだけ多くとりたかったが，妊娠に加え育児もあり，週1回の合計4回，ADに対し鍼治療を行った。

4回目（AD治療1回目：妊娠31週）：全身治療，局所治療

瘙痒（VAS）68／Skindex16 総合60・症状46・感情79・機能47

患者自身が気になる肘窩の皮膚範囲：R 11.2×7.1　L 17.1×5.1

治療直後，肘窩の瘙痒が増す。パイオネックス0.6㎜（セイリン社製）を治痒穴に貼付。乳児がいるので，誤飲など十分気を付けるよう注意した。

5回目（AD治療2回目：妊娠32週）：全身治療，局所治療

瘙痒（VAS）51／Skindex16 総合55・症状29・感情79・機能43

患者自身が気になる肘窩の皮膚範囲：R 10.9×7.1　L 16.8×5.5

表情が大変明るい。

前回の治療直後，肘窩の瘙痒は増強したが，入浴後や，就寝時の瘙痒は減少していた。今までは夜中瘙痒で掻きむしっていたが，それもましだった。入浴後，頭部の瘙痒に清涼感のある外用薬を塗っていたが，使用せずに済んだ。治痒穴のパイオネックスは，テープが痒く帰宅後すぐに外した。

再度，局所の治療で灸を併用すると直後の痒みもなくなる事が多いと説明するが，直後の痒みは耐えられるとの事。それよりも夜中の痒みの軽減が嬉しく，見た目も鍼のみでも効果を感じているので，このままの治療を希望。

6回目（AD治療3回目：妊娠33週）：全身治療，局所治療

瘙痒（VAS）53／Skindex16 総合46・症状21・感情64・機能40

患者自身が肘窩の皮膚の気になる範囲：R 11.2×6.8　L 5.8×4.2，1.8×1.1，3.2×1.1（Lは三分割される）

治療直後の痒みは前回同様。育児が大変で，育児に非協力な夫との喧嘩などストレスが多い1週間だったせいか，就寝中の痒みがきつい日もあったが，治療前と比べると，痒みや肘窩の気になる部分が，随分良くなったように思うとの事。

7回目（AD治療4回目：妊娠34週）：全身治療，局所治療

瘙痒（VAS）48／Skindex16 総合43・症状21・感情57・機能40

特集2 | アトピー性皮膚炎への治療

表1　Skindex-16　日本語版

過去1週間に次のようなことによって悩まされることが，どのくらいひんぱんにありましたか？
1．皮膚にかゆみがある
2．皮膚に灼熱感（ヒリヒリする感じ）や，刺すような（チクチクする）感じがある
3．皮膚に痛みがある
4．皮膚に刺激感がある
5．皮膚の症状が長引いたり，繰り返し悪くなったりすることがある
6．皮膚の症状がもっと悪くなるのではないか，もっと広がったり，あとが残るのではないか，予測がつかない，などの心配がある
7．皮膚の症状の見た目が気になる
8．皮膚の症状に対していらだちや挫折感を感じる
9．皮膚の症状を恥ずかしく思う
10．皮膚の症状がうっとうしい
11．皮膚の症状のために憂うつな気分になる
12．皮膚の症状のために人づきあいが変わった（例；家族，友人，親しい人など）
13．皮膚の症状のために人の輪には入りづらい
14．皮膚の症状のために愛情や好意をおもてに出すのがむずかしい
15．皮膚の症状のために日常生活に支障がある
16．皮膚の症状のために仕事や，余暇を楽しむことがむずかしい

各項目につき，0（全く悩まされなかった）から6（いつも悩まされた）の7段階から選択する。
（日本語著作権者：Yuko Higshi，問合せ先：MPR㈱〔日本皮膚科学会誌118(3)-339より引用〕）

患者自身が肘窩の皮膚の気になる範囲：R 10.9×6.5　L 5.8×3.7，1.5×0.7，3.1×0.6

前回の治療直後の痒みはましだったように思う。今週末に写真撮影。治療を始めるまでは，肘窩の症状で憂鬱になる事もあったが，治療を始めてから楽しみで仕方ない。現在の肘窩の症状であるなら，肩や腕が露出するベアトップでの写真撮影もできそうだとの事。

[結果]

瘙痒（VAS）は，81→48，Skindex-16のスコアは総合：60→43，症状：46→21，感情：79→57，機能：47→40と軽減した（図1，2）。患者自身が気になる肘窩の範囲についても，治療回数が増すにつれて，痒み，皮膚の状態，範囲も改善傾向に変化した。

後日，来院し，本人は念願の衣装で写真撮影ができ，大変喜んでいた。第一子にもADの症状が出始めたので，今後，第二子出産後に本人自身と子供の治療を開始したいとの事であった。

考察

Skindex16については，総合的な改善が認められ，QOLが向上したといえる。項目別では，機能項目はあまり変化が見られないが，症状項目と感情項目で変化が見られ，症状項目では皮膚の痛みや刺激の項目（問2，3，4）が減少していた。痒みも減少はしているが，特に痛みの項目が軽減した。これは鍼治療の鎮痛効果で，瘙痒の前にひりひり感などの痛みに対する効果が先行して出現したのではないかと考えられる。感情項目では，見た目が気になったり，憂鬱な

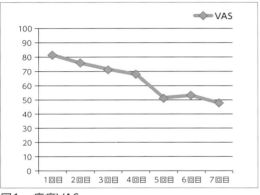

図1　瘙痒VAS

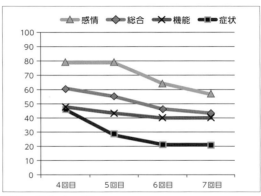

図2　Skindex16

気分になる項目（問 7，8，11）が減少し，精神面での改善がみられた。

瘙痒（VAS）は，5回目から6回目にかけて増悪しており，家庭内での出来事によるストレスと考えたが，Skindex16については軽減しており，相関性があまり見えてこない。BRS法（Behavioral Rating Scale）を用いた日誌[5]など，もう少し細かい情報で評価する必要性があるかもしれない。

結果的には，瘙痒（VAS）の減少，QOLの向上，症状の改善が示唆された。

ADに対する鍼灸治療の治効機序は，皮膚血量の改善による皮膚機能の回復や，自律神経を介したアレルギー体質の改善によるIgE抗体価の低下，ゲートコントロール説や下行性抑制などの鎮痛の機序に似た鎮痒の機序の存在などが言われている[6]。本症例で，瘙痒VASが軽減したこと，Skindex16スコアが減少したことは，鍼による全身治療，局所治療でこのような現象が起こっていたのではないかと推測される。

まとめ

妊娠中や授乳中はステロイド外用薬の使用を避けたいと思う患者が多く，鍼灸治療を代替療法として選択してほしいところだが，鍼灸の有用性は科学的検証が行われているものは少なく，悪化する症例もありうる[7]とガイドラインには記載されている。本症例は，妊娠中のAD患者に対する鍼治療に効果があると断言はできないものの，症例数を増やし，客観的評価を採取することで今後鍼灸治療の効果のエビデンスレベルを上げる端緒にはなったと考える。また，鍼による全身治療で，瘙痒（VAS）の減少を得られることが示され，加えて局所治療で，より大きい治療効果が得られる可能性が窺われた。

ただ本症例では，来院時の主訴が他疾患（腰痛）だったため，初診からのADに関する客観的データが存在しないことが残念である。日々様々な疾患を診る臨床の中で，細かいデータを採取することは困難であるが，他疾患が主訴であったとしても，患者に了解を得，客観的評価のできるDLQI，Skindex29なども活用していく必要がある。

今回は，西洋医学との併用はなかったが，併用が不可欠と思われる重篤なADに対しても鍼灸治療がQOL等に寄与する可能性は考えられる。その場合，鍼灸の適応と限界も考慮にいれる必要があり，慎重に治療を進めることを忘れてはならない。

ADは，様々なストレッサーにより悪化することがあり，施術者側は，患者の訴えに対して傾聴する姿勢で，日常生活への支障の程度，精神的ストレスなどを具体的に患者に質問し治療に取り組むことが重要である。本症例は短期間の治療であったが，ADは増悪・寛解を繰り返し完治が難しいことが特徴であり，長期間，一人の患者と向き合い，全身を調えるという意味から，寛解している期間でも治療していく必要があると考える。

〈参考文献〉

1）EBM別冊号 漢方治療におけるエビデンスレポート．日東洋医誌，56：62，2005
2）江川雅人：成人型アトピー性皮膚炎に対する鍼灸治療の臨床的研究．明治鍼灸医学，33, 35-49, 2003
3）江川雅人, 曲村健治, 山村義治, 矢野忠：薬物療法に抵抗を示した成人型アトピー性皮膚炎3症例に対する鍼灸治療．明治鍼灸医学，28, 15-27, 2001
4）Y. Higaki et al：The Journal of Dermatology．29 (11)；693-698, 2002
5）川島 眞, 原田昭太郎, 丹後俊朗：瘙痒の程度の新しい判断基準を用いた患者日誌の使用経験．臨床皮膚科，692-697, 56（9），2002
6）江川雅人, 山村義治, 苗村健治, 矢野忠：成人型アトピー性皮膚炎に対する鍼灸治療の臨床的研究．明治鍼灸医学，32, 2004
7）日本アレルギー学会：アトピー性皮膚炎診療ガイドライン2015：協和企画．85-90, 2015

（〒537-0022　大阪市東成区中本4-1-8）

身近に！漢方 (24)
Medicinal herbs near at hand-24：Honeysuckle

北里大学東洋医学総合研究所・薬剤部では漢方薬の伝統的剤形である刻み生薬を用いた調剤が行われています。このコーナーでは毎日多くの生薬に接するなかで培われた生薬の来歴や効能などをわかりやすく解説していただきます。

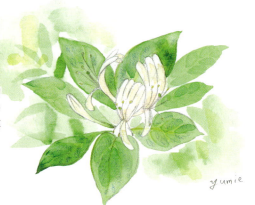

スイカズラ

　スイカズラはスイカズラ科の常緑のつる性植物で日本各地の平野から低山帯までの路傍、原野、丘陵、川岸によく見られます。

　4～5月頃になると葉の根元から筒形で唇状の花が2個ずつ並んで咲きます。この花を摘み、細い方から吸うとジャスミンのような特有の香りがあり、甘い味がするので「スイカズラ（吸い葛）」と呼ばれ、以前はこれで子供たちがよく遊んでいました。スイカズラの花を開花期になるべく摘み取り、風通しのよい日陰で乾燥させたものを生薬の「金銀花（きんぎんか）」として解熱、解毒、抗炎症の目的で用います。この「金銀花」という名前は、花が初めは白く、時が経つにつれて黄色に変化し、白花、黄花と入り乱れているところから付きました。スイカズラはつるが右まきにのび、葉がこれに対生し、冬でも枯れずに残ります。晩秋に葉のついたまま茎を採取し、刻んで天日で乾燥させたものを生薬の「忍冬（にんどう）」として抗菌、抗炎症、鎮痙の目的で用いています。この名前は葉が寒さにも耐え忍ぶという意味で「忍冬」と付けられました。

　本草書である『名医別録（めいいべつろく）』の上品に「忍冬」の原名で収載されており、中国ではその茎葉を不老長寿の薬として服用してきました。一方、「金銀花」という名前は『本草綱目（ほんぞうこうもく）』に初めて見られ、明代から花を薬用にするようになりました。

　漢方では忍冬または金銀花を含む処方は多くはありません。忍冬は治頭瘡一方に配合され解熱、解毒の目的で湿疹などに用いられ、金銀花は銀翹散、托裏消毒飲などに配合され、感冒や化膿性の皮膚疾患に用いられています。

　民間的な用法ではスイカズラの茎葉、花などを陰乾して煎服し、腫れ物や感冒、発熱、腰痛、痔疾など幅広い症状に用いています。また浴用としても用いられ、お風呂の中にスイカズラの茎葉やヨモギ、ドクダミなどといった他の解毒薬と一緒に入れて入浴すると湿疹、あせも、ただれなどの皮膚病に効果があるとされています。

　金銀花をホワイトリカーに漬けたものは「忍冬酒」と呼ばれ、利尿作用や膀胱炎、各種の皮膚病、強壮、強精にも効果があり、徳川家康もお気に入りだったようです。このお酒は奈良県桜井市の大神神社（おおみわ）で毎年4月18日に行われている鎮花祭（はなしずめのまつり）（薬まつり）の参列者に振る舞われているそうです。

　スイカズラは茎葉、花の両方を薬用に使用できる身近な植物です。秋頃になる果実はナンテンと同じくらいの大きさで、初めは緑色ですが熟すと黒色に変わります。皆さんも春にはスイカズラの花の香りを楽しみ、秋には果実を見つけてみてはいかがでしょうか。

（北里大学東洋医学総合研究所薬剤部　髙際麻奈未）

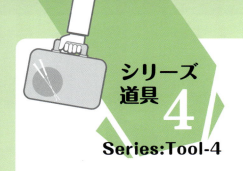

シリーズ道具 4 / Series:Tool-4

補法と金の毫鍼・鍉鍼

Revitalizing treatment with Go-shin (ultra-fine needle) and Tei-shin(non-insertion needle) made from gold

道具と解説：猪飼鍼灸院　猪飼 祥夫先生

道具は，臨床家の施術観を表わすものだと思う。どのような施術をするために，どんな道具を使うのか？臨床家の「自分のための道具」についてのエピソードや，実際の使い方を聞く。

金鍼を使う理由

　日常の臨床では，金鍼を使うことは100人に一人もない。ほぼすべてディスポーザブルの鍼灸鍼である。しかしごく少数の患者にこのステンレスのディスポーザブル鍼がダメな人がある。それはメンケン（瞑眩）が出るからである。メンケンは鍼による治療反応の一種で，けだるさや痛みなど，ある時には発熱などがあり，反応が大きいと2・3日起き上がれないこともある。このような状況で，金鍼を使うとメンケンがでないことが多い。

　古くから金鍼は補に，銀鍼は瀉にはたらくと言うことに関係するかもしれない。金鍼を使う前に，金の鍉鍼で治療したり，パイプを使った金鍉鍼の打鍼法も行って調整する。その後に金鍼を最後の調整に使う方法で金鍼の治療を終わることが多い。

　なぜ，金鍼を使うとメンケンが出ないかを考えるのだが，その答えは難しい。ただ金属のイオン化傾向に関係するのではないかと思われる。すでに間中善雄・関行道らは，イオンパンピングの治療法の中で生体の電気と金属の関係を論じている。（鍼灸トポロジー論文集　1979.1981.1984）彼らは，人体電流は$1\mu A$が流れているとして，金鍼と銀鍼を置鍼すると$2\mu A$の電流が流れることとなるという。亜鉛と銅では$10〜20\mu A$，鉄と銀では$4〜5\mu A$という。彼らはイオンパンピングコードを使い，八総穴間の補瀉を異種金属の電位差を使って調整する方法を発明した。

　「貸（カリウム：K）そうか（カルシウム：Ca）な（ナトリウム：Na），ま（マグネシウム：Mg）あ（アルミニウム：Al）当（亜鉛：Zn）て（鉄：Fe）に（ニッケル：Ni）す（スズ：Sn）な（鉛：Pb）。ひ（水素：H）ど（銅：Cu）す（水銀：Hg）ぎ（銀：Ag）る　借（白金：Pt）金（金：Au）」とあるのは，金属のイオン化傾向の並び方を覚える方法であるが，この中で金が一番イオン化傾向が低いことがわかる。異種金属接触による腐食が起きにくい。早く言えば，錆びにくいのである。電解質中で，錆びるのに金より銀，銀より銅ということになる。

　ステンレスは合金なので，イオン化列には見当たらない。イオン化列に当てはめると銅（Cu）と同じくらいになるといわれている。人体は$1\mu A$ほど流れる電解質のようなもので，イオン化傾向がそのまま人体に鍼を刺入すると当てはまると思われる。すなわち金がいちばん人体の中で，電気反応することが少ない物質で，安定しているのである。その他の鍼を使えばますますイオン化傾向が高くなり，人体局部の電位に変化が生じる。イオン化傾向が高くなれば，大きな電位差が生じて，人体に及ぼす影響も大きいと考えられる。さらに，鍼を刺入すれば，損傷電流が発生することは知られているから，その兼

ね合いも考慮する必要がありそうである。

　単なる推定でしかないが，金鍼を使うとメンケンが少ない理由はこのようなことに関係があるのではないかと思われる。さらに皮膚表面を金の鍉鍼で軽擦しても，このような反応がおこると思われ，銅の鍉鍼とは印象が違う気がする。小児鍼で用いる金属の差なども，さらに検討の余地がありそうである。

　このような状況から、初診時には必ず金属アレルギーの有無をたずねることにしている。金属アレルギーのある人は、メンケンが出やすい。それは先に述べたように、アレルギー反応が金属のイオン化傾向に比例するように思われるからである。メンケンが出なくても金属アレルギーがある人は、針刺入後に小さなにきびのような膨らみが出ることが多い。しかし、金鍼ではこのようなことは起こらない。

金の毫鍼とその手入れ

—金鍼は，いつごろから使っておられるのですか？

　猪飼：臨床を始めた最初からです。というのは，私が鍼灸師になった頃は，まだステンレスのディスポ鍼などはなかったわけです。金鍼や銀鍼を消毒しては伸ばし、磨いて使っていました。

—その理由は？

　猪飼：ステンレスは，刺入するとき，身体にまっすぐ入ります。けれども、金鍼の場合は柔らかいので、結果として鍼による組織の損傷が少ないように思います。補瀉と組織の損傷については別稿にまとめました（115頁）。

—お使いの金鍼の寸法は？

　寸3の3番です。手入れしながら使っていると短くなっていくので，合わせて短い鍼管も使っています。

—既製品ですか？

　猪飼：そうです。だいたい決まったところから購入しています。

—金鍼は消毒や手入れが大変ではありませんか？

　もちろんディスポと比較すると手間はかかります。金鍼を使う治療家は少なくなってきていると思うので，手入れの方法を説明しておきましょう。

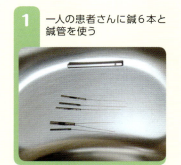
1　一人の患者さんに鍼6本と鍼管を使う

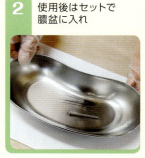
2　使用後はセットで膿盆に入れ

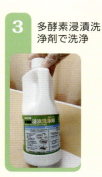
3　多酵素浸漬洗浄剤で洗浄

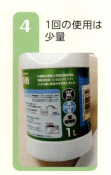
4　1回の使用は少量

5 キャップに少々取り
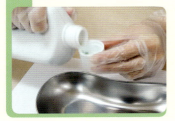

6 約10℃の水で薄める
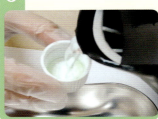

7 20分ほど漬けた鍼を指でこすり洗う
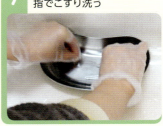

8 流水で洗浄
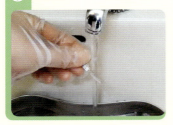

9 水分をふき取り
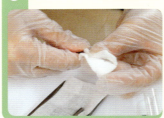

10 左から鍼のばし器、砥石2種
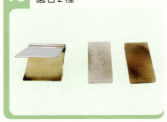

11 クレラップ(推奨)に刺して鍼先を確認しながら
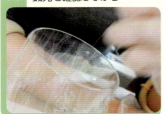

12 針先を研ぐ
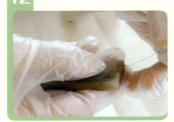

13 試験管と滅菌試験紙、バイオ滅菌用のシリコンキャップ
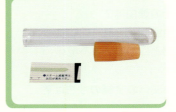

14 鍼6本と鍼管をセットで試験管に入れる
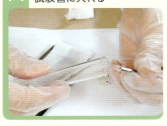

15 綿球で軽く固定
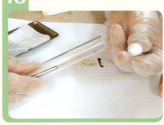

16 日付を書いた滅菌試験紙を入れてキャップをする
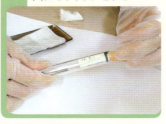

17 他の道具と一緒に滅菌する
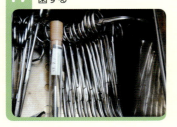

18 オートクレーブで滅菌
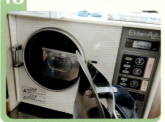

19 短くなった鍼に合わせた五分の鍼管。滅菌後はこの状態のまま立てて保管する
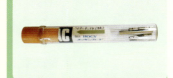

金の鍉鍼と銅の鍼管

―金の鍉鍼もお使いになるのですね。
　猪飼： これは八木素萌先生考案の鍉鍼です。
―なぜ鍼管は銅なのですか？
　猪飼： 異なる金属を使うことで，イオン化してわずかに電気が発生するからです。ですからチタンは使いません。
―鍉鍼に鍼管を使うのは珍しい感じがします。
　猪飼： 鍉鍼の先を皮膚に当てて，鍼管は術者の指を叩きます。これで響かせているわけです。

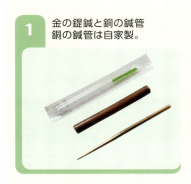

1　金の鍉鍼と銅の鍼管
　銅の鍼管は自家製。

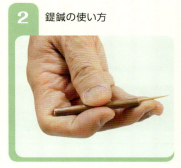

2　鍉鍼の使い方

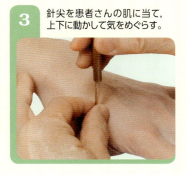

3　針尖を患者さんの肌に当て，上下に動かして気をめぐらす。

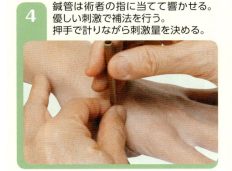

4　鍼管は術者の指に当てて響かせる。優しい刺激で補法を行う。押手で計りながら刺激量を決める。

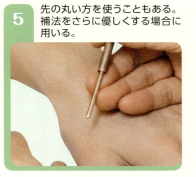

5　先の丸い方を使うこともある。補法をさらに優しくする場合に用いる。

〈参考文献〉
1）猪飼祥夫：瞑眩と金鍼.鍼灸OSAKA114号，2014

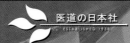

書籍のご案内

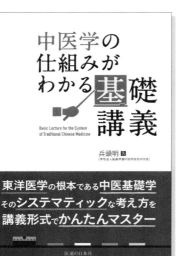

中医学の仕組みがわかる 基礎講義

著者：兵頭明（学校法人後藤学園中医学研究所所長）
定価：本体2,600円+税／A5判／210頁

中医基礎学をかんたんにマスターできる！「読む」講義

本書は、著者が医大や鍼灸マッサージの学校などで実際に行っている中医基礎学の講義を紙上で再現したものです。抽象的な概念をわかりやすく具体的に語る口語調のテキスト、豊富な図版、知識の定着を図るドリルで、中医基礎学の考え方を習得できます。これから中医鍼灸を学びたい治療家はもちろん、国家試験の東洋医学概論分野の対策にも最適です。

目次
- 第1章 中医学の人体観
- 第2章 身体をめぐる気・血・津液
- 第3章 蔵象理論
- 第4章 六腑の生理
- 第5章 3つの病因
- 第6章 病因から病態へ
- 第7章 代表的な病証29選

 〒237-0068 神奈川県横須賀市追浜本町1-105　http://www.idononippon.com
フリーダイヤル 0120-2161-02　TEL 046-865-2161　FAX 046-865-2707

山下 健 著
治療家の経営術

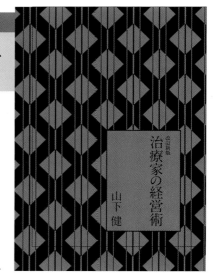

開業55年を超えるベテラン鍼灸師の山下健先生が、治療家のマインドについてわかりやすく述べた本。
世間にあまたあるマーケティングの指南書ではなく、常緑樹のように、いつの世にも通じる、「信頼される鍼灸師」になるための日常の心がけをやさしく説明。
長年の経験に基づいた言葉は、開業準備や日常の見直しにはもちろん、スタッフ教育の一冊としてもお勧めです。

- ISBN：978-4-905195-02-3　● A5判 130頁
- 価格：2,484円（税込）　● 発行：森ノ宮医療学園出版部

ご注文・お問い合わせは出版部まで　TEL.06-6976-6889　FAX.06-6973-3133　koudoku@morinomiya.ac.jp
森ノ宮医療学園出版部　〒537-0022　大阪市東成区中本4-1-8　https://morinomiya.ac.jp/book/

TOPIC

鍼の組織損傷の理論値と補瀉
Theoretical value of tissue damage by needle and supplementation and draining

- キーワード：鍼治療，組織損傷，補瀉
- Keywords：acupuncture, tissue damage, supplementation and draining

IKAI Yoshio｜猪飼 祥夫
猪飼鍼灸

　鍼灸では手技によって補瀉を行うことが可能だと言われているが，鍼の太さとそれによる組織損傷に関連があるのではないだろうか？しかし，それを数値化した研究はほとんど見られない。本稿では，鍼の太さによって異なる組織損傷の体積を計算し，比較してみたところ，損傷体積には単刺においても数倍の差があり，これを勘案せず補瀉を論じることはできないと考える。

目　的

　鍼灸治療では補瀉という手技が非常に重要な位置を占めている。補瀉には多くの手技が用いられている。迎随の補瀉，提按の補瀉，開闔の補瀉，速徐の補瀉，寒熱の補瀉，回旋の補瀉，太細の補瀉，深浅の補瀉などがある。長濱善夫は『東洋医学概説』のなかで「細い鍼を用いれば補となり，太い鍼を用いれば瀉となる傾向がある」と述べている[1]。臨床では，鍼の太さによって補瀉が行われ，細い鍼は補に，太い鍼は瀉に働くとされている。細い鍼は組織の侵襲がすくなく，太い鍼は侵襲が大きいことが想定される。そこで鍼の太さと刺入深度を比べることによって，人体組織にどれくらいの組織損傷をもたらすかを理論的にもとめ，損傷の度合いを比較する。鍼灸鍼には，多様な形体があるので，数値をより妥当なものにするために，同一のメーカーの製品を参考にして計算した。

方　法

　S社のディスポーザブル鍼の太さから，メーカーの発表値を使って，刺入により損傷されると推定される体積を求めた。参考として中国鍼と比べてみた。

組織損傷の数値

　S社で販売されている40mmの鍼灸鍼すべての太さをもって，刺入によって組織損傷されると考えられる体積をもとめた。鍼治療の手技においては，すべての鍼が刺入されるとは限らない。また刺入することを前提としてつくられた鍼ばかりではない。たとえば鍉鍼などがそれにあたる。ここでは，ごく平均的な手技操作をもとに刺入するとして，体積の推定を行なう。また鍼先は刺入のために松葉形なり，のげ形なりに削られているので（図1），計算上の数値より，実際の体積は少なくなると考えられる。計算上の

TOPIC

猪飼 祥夫　鍼の組織損傷の理論値と補瀉

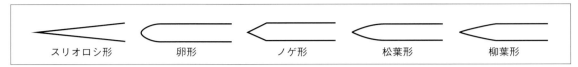

図1　鍼尖の形状

表1　針の番手と組織損傷体積の推定値

針の番手	太さ(mm)	5mm刺入の体積(mm³)	02番40mmとの体積比	1番40mmとの体積比	10mmの体積(mm³)	1番40mmを5mm刺入と10mm刺入の体積比
02番40mm	0.12	0.057	1.000	0.570	0.114	1.14
01番40mm	0.14	0.077	1.351	0.770	0.154	1.54
1番40mm	0.16	0.1	1.754	1.000	0.2	2
2番40mm	0.18	0.127	2.228	1.270	0.254	2.54
3番40mm	0.2	0.157	2.754	1.570	0.314	3.14
4番40mm	0.23	0.208	3.689	2.080	0.416	4.16
5番40mm	0.25	0.245	4.298	2.450	0.49	4.9
8番40mm	0.3	0.353	6.193	3.530	0.706	7.06
中国針0.3	0.3	0.353	6.193	3.530	0.706	7.06
中国針0.35	0.35	0.481	8.439	4.810	0.962	9.62
中国針0.4	0.4	0.628	11.018	6.280	1.256	12.56

都合により，鍼先まで同じ太さとして計算した。

刺入の深さは，施術者の手技によって当然異なり，1mm以下のこともある。はりきゅう実技の教科書では刺入深度が0.5寸から1寸とする指示が多いので[1]，1寸を23mmとすると0.5寸で11.5mm，その約半分として，まず5mmを測定した。

40mmの鍼で一番細い02番の太さは，0.12mmである。その鍼を5mm刺入すると，その体積は0.057mm³となる。1番の太さは，0.16mmである。その鍼を5mm刺入するとその体積は0.1mm³となる。3番の太さは，0.2mmである。その鍼を5mm刺入するとその体積は0.157mm³となる。5番の太さは，0.25mmである。その鍼を5mm刺入するとその体積は0.245mm³となる。8番の太さは，0.3mmである。その鍼を5mm刺入するとその体積は0.353mm³となる。（表1）

5mm刺入の体積を組織損傷の大きさと推定すると，それぞれの鍼の太さによって損傷程度がことなることがわかる。02番の0.12mm鍼を基準に考えると，1番の鍼では損傷体積は1.754倍となり，3番では，2.754倍となり，5番では4.298倍となり，8番では6.193倍となる。すなわち02番の鍼を用いるのと3番の鍼を用いるのでは，損傷が3倍近く異なるということである。8番を用いると6倍を超える損傷が起こることが推定される。

現在いちばん多用される1番鍼を基準に考えると，3番の鍼で1.570倍，5番の鍼で2.450倍，8番の鍼で3.530倍となる。3番鍼では，同じ刺入深度であっても1番鍼の1.5倍の損傷が起こる可能性がある。中国鍼の0.4mmを使うと6.280倍となり，6倍を超える損傷となる。02番の鍼と比べると11.018倍の損傷となる。すなわち02番の鍼を使う時の手技と中国鍼0.4mmの手技では，同じ深さの刺入であっても組織損傷が11倍になっている。その状況で，補瀉を同じ次元で論じることは難しいと思われる。当然，刺入深度が10mmになれば，その組織損傷は同じ鍼を

表2　針の番手と組織損傷体積の推定値

人の細胞（立方体として計算）	0.02mm	0.000008㎣	
針の番手	太さ	5mm刺入の体積（㎣）	5mm刺入時に壊れる細胞の数
02番40mm		0.057	7125
01番40mm		0.077	9625
1番40mm		0.1	12500
2番40mm		0.127	15875
3番40mm		0.157	19625
4番40mm		0.208	26000
5番40mm		0.245	30625
8番40mm		0.353	44125

使っても倍になり，太さが変わればその損傷もさらに増えることとなる。

ヒトの細胞の大きさは0.005〜0.2mmの間である[2]。平均的な大きさは，0.02mm程度といわれている。肝臓の細胞では0.02mmぐらいで，神経細胞，平滑筋細胞，骨格筋細胞では，やや大きくて約0.1mmである。平均的な0.02mmをもって立方体として計算すると，細胞は約0.000008㎣となる。細胞は可塑性が大きく細胞の部位によって大きさが異なるが，あくまでも一つの仮定の推定値として用いる。この数値をもって，損傷部位の体積に当てはめて計算すると，次の結果を得た。02番の鍼を5mm刺入すると0.057㎣となり，それを細胞の大きさで割ると約7,125個の細胞が損傷を受ける計算となる。1番の鍼なら12,500個，3番なら19,625個，5番なら30,625個，8番なら44,125個の細胞が損傷する可能性がある。このことは先の体積比と同じ比率で細胞の損傷数が増えることになる。同じ刺入深度で7千個の損傷と4万個の損傷が，同じだと言えるのかどうかを考える必要がありそうである。細胞が壊れることによって生じる細胞液の分解や免疫機能，さらにその悪影響なども細胞の損傷数に関係しないとは考えられない。

考察

鍼灸の治療の原則は補瀉にあるということは，古い時代からいわれている。気が有餘（実）であれば奪い去り（瀉），気が不足（虚）であれば付与する（補）という原則である。病気の時には，邪気が旺盛（実）となったり，正気が衰えたり（虚）する。四診によって正しい診断が下されて，それに基づいた補瀉が行われると病気が治るという考えである。補瀉には，迎随の補瀉，提按の補瀉，開闔の補瀉，速徐の補瀉，寒熱の補瀉，回旋の補瀉，太細の補瀉，深浅の補瀉などがある。さらにこれらの手技が複合された焼山火，透天涼などがある。

太細の補瀉，深浅の補瀉では，鍼の太さと刺入の深度が一番の問題になると考えられる。原則的には，鍼が太くなれば瀉に働き，細いと補に働くという見解である。さらに，浅く刺すと補，深く刺すと瀉になるといわれるが，深く刺して長く置鍼すると補になるという意見もあり，必ずしも統一された意見があるわけではない。補瀉は手技によるもので，鍼の太さや刺入深度には関係ないという考え方もある。しかし，一般的には鍼の太さや深度は補瀉に関係するという意見が多くあり，その意見に従うならば鍼刺

TOPIC　猪飼 祥夫　鍼の組織損傷の理論値と補瀉

入の組織損傷は重要な意味をもつと考えられる。

　雀啄の手技などによって，組織損傷を多くするときには，その損傷の度合を考慮する必要がありそうである。鍼刺入による組織損傷が，ナイフや錐で怪我をした時におこる組織損傷とどのようにことなるのかという研究も必要に思われる。そのためにも，鍼刺入における組織損傷がどの程度であるかを数値化して求めたものである。

　すでに述べたように，1番の鍼と3番の鍼では1.5倍の差がある。壊れる細胞の範囲も1.5倍である。5番の鍼では2.5倍，8番の鍼で3.5倍となる。このような損傷を想定しないで補瀉を論じることは難しいと思われる。たとえば，迎随の補瀉においても，その鍼先がどちらに向こうとも，使う鍼の太さが異なれば組織損傷が異なるのであるから，一律に手技だけの問題とするわけにはいかない。提按の補瀉においてもそうである。単なる刺入での損傷が鍼の太さや深さによって異なるのだから，提按することによってより大きな範囲の損傷がおこる可能性があり，どの深さに刺入するか，どの太さを使うかを検討する必要がありそうである。速徐の補瀉においても同じで，鍼を速く動かすか，徐に動かすかによって補瀉をするわけであるが，速く動かすときと徐に動かすときの組織損傷を勘案すべきと思われる。回旋の補瀉においても，鍼による組織損傷を仮定しておかなければ，補瀉の手技に正しい判断を下せないと考えられる。

　鍼における組織損傷の日本での研究は，三浦謹之助に始まる。明治39年（1906）4月の第二回日本聯合医学会総会での「鍼治法ニ就テ」という講演で，鍼の解剖学的な報告を行い，その中で鍼の太さと組織損傷を論じている。「1号というのが，その真ん中ごろで測って行きまして0.15mm，1から3までは，皆そうである。4.5は0.2mm，6は0.256mm，7は0.253mm，8は同じであります。9は0.4mm，10は0.45mmである。」（原文はカタカナ表記，誤植を訂正）[4)5)]。これを現代の鍼と比べると数値がやや大きかったりするところもあるが，おおむね同じ位であり，現代の鍼の番手と呼ばれているものが，明治ごろから同じぐらいであって，古典的な鍼の規格を現在まで使用しているということがわかる。長野 仁は江戸時代の金の打鍼を二本測定して，二本とも全長83.95mm，太い鍼は直径1.6mm，細い鍼は直径1.35mmと報告している[5)]。打鍼の鍼は太いものを用いていたようである。

　三浦は0.2mmの鍼をさすと「筋肉の繊維であると，4本から20本を傷つける，神経繊維で10本から20本を傷つける」としている。顕微鏡下でその損傷変化を認めると述べている。すなわち，3番の鍼を刺す状況において，現代と変わらない損傷が想定されている。

　近年では鍼による組織損傷の論文は，米山 榮，尾﨑朋文らの「微小組織損傷としての鍼刺激」だけのようである[7)]。米山らは剖検組織と動物組織を使って，鍼における損傷を分析している。剖検組織では5番0.25mmと注射針0.95mmを用い，動物組織では3番0.2mmと中国針0.28mm，注射針0.5mmを用いている。この論文で，パラフィン固定された顕微鏡検査で，針の太さと組織損傷が，毎回ほぼ同じ大きさで起こっていることを明らかにした。「3種類の針体が形成する裂隙の大きさは針体の径にほぼ比例していた。また，筋線維断裂の数も径の大きさが大きくなるにしたがって増加していた。」と述べていて，この指摘は非常に重要である。組織解剖学的に鍼刺

入が鍼の太さに比例して損傷が起こっているわけである。

細胞損傷でも同様の倍数の損傷が起こると思われる。3番鍼では、1番鍼の1.5倍の損傷が起こる。中国鍼の0.4mmでは6倍を超える。0.2番の鍼では約7,000個の細胞が、1番の鍼なら12,500個、3番なら19,625個、5番なら30,625個、8番なら44,125個の細胞が損傷すると思われる。当然、深さが2倍3倍になれば、その細胞損傷も2倍3倍となり、鍼の太さが変われば、ますますその損傷の度合が増えることにある。

ここでは、鍼を円柱状のものとして数値化したが、鍼先の形状によっても、組織損傷の状況は異なる。鍼先の問題はすでに討論されている[8)9)]。走査型電子顕微鏡を使って検討がされているが、刺入深度による組織損傷は、近年では米山ら以外には明確な論文を探しきれなかった。

結　語

鍼による組織損傷について、発表されている製品規格によって、その体積を求めた。その体積は実際の組織損傷に近いことが示唆された。

同じ5mm刺入であっても、鍼の太さが変化すると組織損傷の程度が1.5倍、2倍になることが推定される。同じ鍼であっても10mm刺入なら2倍、20mm刺入なら4倍ということになる。組織の損傷をどのように考えるかを検討しないと正しい補瀉を行うこともできないと思われる。

〈参考文献〉
1) 長濱善夫：東洋医学概説．p258, 創元社, 1975
2) 東洋療法学校協会：はりきゅう実技〈基礎編〉, 医道の日本社, 2008
3) 越智淳三：解剖学アトラス, 文光堂, 1981
4) 三浦謹之助：三浦博士講義集．p185-204, 南江堂, 1914
5) 横山浩之：鍼の流派と鍼具について．鍼灸Osaka111号, 2013 に引用されている金原直太郎「毫鍼について」をもとに訂正した。
6) 長野 仁：現存する藤木流の打鍼具について．鍼灸Osaka112号, 2013 原文の表記はcmであるが、mm表示に統一した。
7) 米山 榮, 尾崎 朋文, 于 思, 米山 義, 竹田 博文：微小組織損傷としての鍼刺激 病理組織学的検討, 全日本鍼灸学会雑誌, 45巻3号, 1995
8) Hayhoe S, McCrossan M, Smith A, et al.：Single-use acupuncture needles: scanning electron-microscopy of needle-tips. Acupunct Med 2002；20：11-18
9) Yi Min Xie Shanqing Xu Claire Shuiqing Zhang Charlie C Xue：Examination of surface conditions and other physical properties of commonly used stainless steel acupuncture needles, Acupuncture in Medicine, Feb 2014

WFAS 北京 2017
-30周年記念総会および学術大会-

2017 World Acupuncture Congress of WFAS and Science Council in Beijing

深澤 洋滋 | FUKAZAWA Yohji
全日本鍼灸学会国際部

はじめに

世界鍼灸学会連合会（WFAS：World Federation of Acupuncture - Moxibustion Societies）は，鍼灸医学の世界的な連携および発展を目的に1987年11月22日に28カ国，86名の代表が北京に集まり設立された団体である。30年の節目にあたる昨年12月2日（土）から4日（月）にわたり，北京市の北部に位置するLoong Palace Hotel & Resortで30周年記念総会と学術大会が開催された（写真1）。本稿では，30周年記念総会，学術大会及び今回初めて行われた「天聖銅人」授与式の模様について報告する。

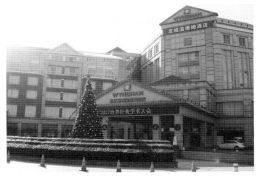

写真1　Loong Palace Hotel & Resort

30周年記念総会

30周年記念総会会場には巨大なLEDディスプレイ（写真2）が設置されており，2日（土）午前9時からの総会開始とともにそのディスプレイにWFAS設立30周年を記念するプロモーションビデオが流され，巨大な画面に流れるWFAS創設から30年間の軌跡を回顧する映像に会場内の目が奪われた。まず，来賓および第8執行理事の紹介が行われた。次に，Liu Baoyan WFAS会長がこれまでのWFASの発展に寄与した物故者の紹介を行い，黙とうを献げた後，第9回WFAS総会の開催を告げた。今回の総会はWFAS創設30周年記念および4年に1度行われる執行役員の選挙が重なったこ

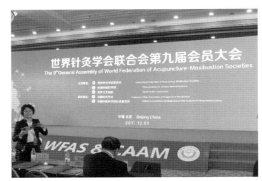

写真2　巨大ディスプレイ

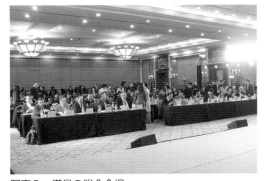

写真3　満員の総会会場

ともあり，会場に設置された200あまりの座席はほぼ満席であった（写真3）。

Liu会長の歓迎の挨拶に続き，来賓のWHO伝統・補完統合医療部長のZhang Qi氏およびLu Guohui 中国国家中医薬管理局人事教育部長による挨拶が行われた。その後，WFAS活動報告，財務報告および各種議案の審議が執り行われ，正午前に第9執行役員選出のための投票が行われた。

執行役員選挙に用いられる投票用紙には候補者の氏名および国名が列記されており，不信任の場合は氏名，国名の後に続くチェックボックスに『X』をつけるものである。候補者には，会長1名，副会長28名，事務局長1名，財務部長1名，執行理事76名が名を連ねており，日本からは日本伝統鍼灸学会（JTAMS）の形井秀一会長が副会長に，全日本鍼灸学会（JSAM）の石崎直人氏および両学会所属の斉藤宗則氏が執行理事候補者に挙げられた。投票権を持つのは各団体の代表者で，JSAMから6名，JTAMSからは3名の代表が投票に臨んだ。投票は厳粛と言うよりはセレモニーのような雰囲気で，会場の壇上に設けられた投票箱に投票用紙を順番に投票し，その様子を一人ずつ写真撮影するものであった（写真4）。昼食後には開票が済まされ，各候補者の獲得票数などの詳細は報告されることなく，候補者全員が当選したことがLiu会長から報告された。日本からの候補者も全員当選を果たし，Liu会長から委嘱状を授与された。また，これまで執行理事を務めていた若山育郎JSAM国際部長は顧問（Adviser）に就任した。（写真5，6）

学術大会

3日（日）の学術大会はWFASと中国鍼灸学会年次大会との合同大会で，数百人収容可能な会場が超満員となった状態で午前9時から開会式が始められた。開会式の冒頭は，巨大LEDディスプレイに映し出された背景をバックに，ダイナミックな中国伝統武術の演技で始まり，続いて大会会頭であるLiu会長の歓迎の挨拶が述べられた（写真7，8）。次に，中国中医科学院副院長のYang Longhui氏，中国工学院会員, Chinese National Master of TCMであるShi Xuemin氏，ロシアのDuma Traditional Medical Expert Committeeの共同議長である伊琳其氏，China NGO Network for International Exchanges副議長，国家衛生与計画生育委員会次官であり国家中医薬管理局長であるWang Guoqiang氏，中国鍼灸学会副会長兼事務局長であるYu Xiaochun氏ら5人の来賓による祝辞が続いた。

大会基調講演は5題行われたが，ここではWHO伝統・補完統合医療部長のZhang Qi氏とLiu WFAS会長の講演を紹介する。

Zhang Qi氏は，「Implementation of WHO Traditional Medicine Strategy 2014-2023（WHO伝統医学方策

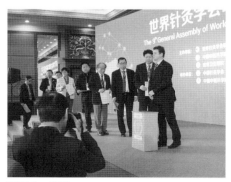

写真4　投票

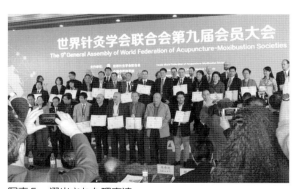

写真5　選出された理事達

2014-2023の実施）」と題し，WHOの伝統医学に対する今後の方策について講演を行った。そこでは，漢方医学は各国で急速な法整備が進められ医療制度への統合が着実に進んでいる一方，伝統医学に関しては法整備の進展が非常に緩やかであることが述べられた。その背景には伝統医学に関する情報整備の不足が挙げられ，伝統医学が現代医療の中へ統合されることを拒む理由の1つであるとした。今後，人を中心とした統合された公共医療サービスの実践を行うため，WHO主導のもと3つの方針が示された。まず第1に，各伝統医学そのものをよく理解，認識することによりその将来性を見据え，政策による管理体制に関する知識を集積すること，2つ目に，使用器具の安全性に基づいた規制および教育，訓練による治療技術の向上を図ることで伝統医学の治療の有効性や安全性に対する質の保証を強化すること，3つ目に，伝統医学を医療サービスの中に組み込むことへの将来的なメリットや医療における選択肢の1つであることを広く周知することにより，世界規模の健康保険システムへの統合を推進することが示された。講演の最後にZhang氏は伝統・補完医学が現在の医療制度の中に統合されることは，患者や国民が幅広い治療の選択肢を持つことを可能にし，医療経済においても大きな利点となることを強調した。

「Inheritance and innovation, to create a new situation in acupuncture and moxibustion development（継承と革新：鍼灸治療発展における新たな状況の創造）」と題した講演の中でLiu WFAS会長は，鍼灸治療に関する質の高いevidenceをより一層構築し，現代医療の流れに乗ることが，今後の鍼灸治療の発展に不可欠な要素であることを強調した。また，これまで鍼灸治療に関する質の高いevidenceが集積されなかった背景には，専門的な技術への支援体制が確立されていない点やこれまでの研究がうまく活かされてこなかった点を指摘し，今後鍼灸治療に関する研究体制のフレームワークをWFASが中心となって構築していくことに意欲を見せた。

3日（日）午後からは一般演題の発表と6つのワークショップがメイン会場となっているLoong Palace Hotel & Resortと隣接するRamada Beijing Northで行われ，4日（月）には4つのフォーラムが開催された。

主催者側の発表では，651題の一般演題が登録され，日本からは，常葉大学の中澤寛元氏，沢崎健太氏，村上高康氏および星川秀利氏，鈴鹿医療大学の石田寅夫氏と水野海騰氏，ICM国際メディカル専門学校の小野泰生氏，茶屋ヶ坂東洋医学研究所の項一雅子氏と川上幸子氏，南雲治療院の南雲三枝子氏，清野鍼灸整骨院の猪熊遥香氏らが演題発表を行った。

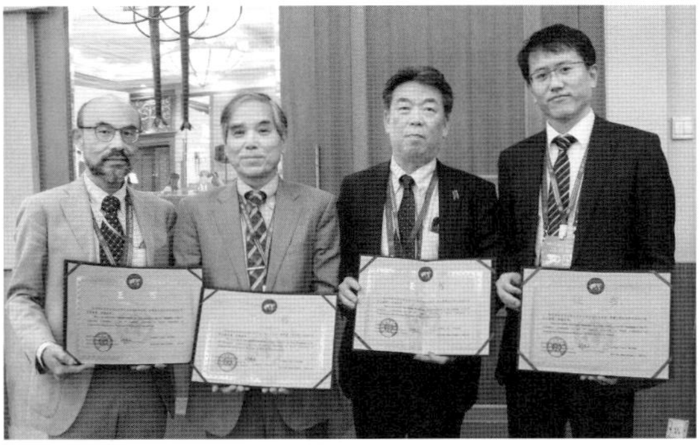

写真6　左から石崎理事，形井副会長，若山顧問，斉藤理事

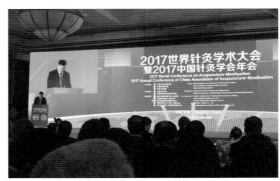

写真7　学術大会Opening

「天聖銅人」授与式

3日(日)午後6時30分からWFAS創設30周年を記念して，これまでのWFASの発展に貢献した個人および団体に対して表彰を行う第1回「天聖銅人」授与式が盛大に執り行われた（写真9，10）。

日本からはWFAS創設準備段階から多大な業績を残した個人として黒須幸男WFAS顧問が表彰された。表彰に先立ち，黒須顧問の業績がLEDディスプレイに大きく映し出され，黒須顧問がWFAS設立に向けた準備委員会の副事務局長を5年務め，WFAS創立後第1，第2執行理事会の執行理事，第3から第7執行理事会では副会長を務め，第8執行理事会からは名誉副会長およびWFAS諮問委員会メンバー（顧問）に就任していることが紹介された（写真11）。

「天聖銅人」の贈呈には，若山育郎WFAS顧問が代理で立ち会った（写真12）。他に，David P. J Hung氏（American Acupuncture Association），Deng Liangyue氏（中国鍼灸学会），Cedric Kam Tat Cheung氏（Chinese Medicine and Acupuncture Association of Canada）の3名がその業績を称えられ表彰された。

また，少なくとも2回WFAS学術大会を組織し，WFASの発展に貢献した団体として，Australia Acupuncture and Chinese Medicine Association, Chinese Medicine and Acupuncture Association of Canada, 中国鍼灸学会, The National Acupuncture Union of Indonesia, Italian Association of Acupuncture-Moxibustion and TCM, JSAM, 大韓鍼灸学会の7団体が選ばれ表彰された。JSAMの表彰には久光正JSAM会長が臨んだ（写真13）。

さらに鍼灸の学術的発展に寄与した個人として，中国工学院会員のShi Xuemin氏，鍼灸の科学的および技術的発展に貢献した個人として中国のJ-Sheng Han氏とZhu Bing氏，米国のLi Yongming氏，ドイツのClaudia Witt氏，鍼灸の科学的および技術的発展に貢献した団体としてはLiu会長が率いる中国中医科学院と成都中医薬大学がそれぞれ受賞した。

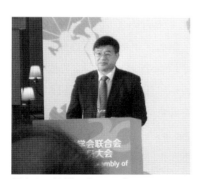
写真8　挨拶に立つLiu会長

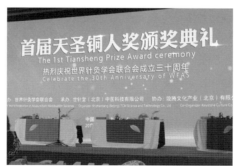
写真9　「天聖銅人」授与式

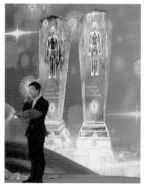
写真10　天聖銅人

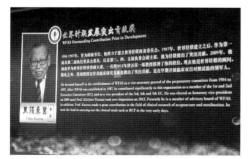
写真11　黒須顧問

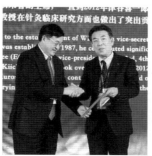
写真12　Liu会長と若山顧問

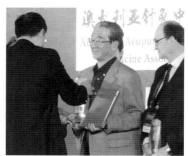
写真13　久光JSAM会長

Report
レポート

ソーシャルスタートアップ・アクセラレータープログラム SUSANOO 参加報告

Participation report:
Social Start-up Accelerator Program (SUSANOO)

次世代はりきゅうレボリューションズ　代表　伊藤 由希子(いとう ゆきこ)
ITO Yukiko

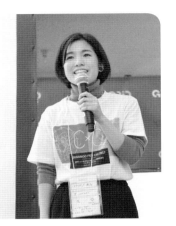

「次世代はりきゅうレボリューションズ」(以下はりレボ)は、鍼灸が必要な選択肢の一つであることを、人の力で伝えていくことを理念として活動する、若手鍼灸師の集まりです。

活動目標は、「日本を世界一健康な国にすること」「鍼灸を認められる存在にすること」。

「はりは知っているけど受けたことはない」、「興味はあるけどどこに行けばいいかわからない」そんな方々の声をもとに、鍼灸とはどんなものなのか、鍼やお灸でどんな効果をだせるのか、どんなことが期待できるのか…など、鍼灸のことを知っていただくための活動をしています。

活動内容は、他職種との連携の可能性をみなさんに考えていただくような合同イベントの開催や、次世代を担っていく鍼灸師の活動をインタビューするサイト『レボLABO!』[1]の運営です。

SUSANOOへの参加

はりレボは、2017年9月からNPO法人ETIC.(以下エティック)が運営するプロジェクト「SUSANOO(以下スサノオ)」に5期生として採択され、参加してまいりました。

スサノオとは、日本初のソーシャルスタートアップ・アクセラレータープログラムです。重要な社会課題にも関わらず、ビジネスとしては収益性の低い「市場の失敗領域」と呼ばれる領域に立ち向かう人達を支援するために作られた、いわば社会起業のインキュベーション(孵化)のために作られたプログラムです。

同年7月からの選考を終えて採択された他の11チームとともに4カ月の「ブートキャンプ」と呼ばれる教育・訓練プログラムに参加しました。「私たちはいったい誰のために、どんなことをしていきたいのか。」「いったい何を伝えていきたいのか。」「そもそもどうして私たちがやっているのか。」といったことについて、とことん向き合ってきました。

毎回「メンター」と呼ばれる方々が私たちのために集まってくださり、それぞれ皆さんが得意とする領域や目線から、多くのご指摘、アドバイスをいただきました。たとえば、私たちがAIを使ったアプリを提案した際には、Yahoo！(ヤフー株式会社)でAIを専門としているメンターの方がアドバイスをくださいました。

4カ月のブートキャンプを通して、私たちが

鍼灸を多くの方に伝えていくために，何を切り口に，どのように伝えていくのかを，メンバーやメンターの方々と一緒に考えてきました。

SUSANOO FESで登壇

スサノオプログラムの最終段階として用意されている「SUSANOO FES Changemaker×Changemaker 2017」が，12月16日に永田町GRIDにて開催されました。完全招待制で，当日は250名の方が集まり，私たちスサノオ5期生10組に加え，先輩起業家である1～4期生10組の合計20組が「未来の当たり前」を参加者にプレゼンテーションしました[2]。

私たち「はりレボ」は，4カ月のブートキャンプで行ってきた多くの仮説検証をもとに，『妊婦さんが自宅でできるセルフケア「アクティブShinQ」という新事業』を発表しました。

私たちはずっと「鍼灸という選択肢をもっと多くの方に持ってもらいたい」と思い，活動してきました。なぜかといえば，その選択肢があることで救われる人がこの日本にも数多くいるからです。にもかかわらず年間の受療率が国民の5％程度と非常に低いのは，「鍼灸が必要な方へ鍼灸という選択肢が届いていない」のだという仮説が私たちのスタート地点でした。

実際に一般の方々に話を伺ったところ，鍼灸のことは知っていても受療に至らない理由が見えてきました。

①痛そう・熱そうで怖い
②どこに行けばいいのかわからない
③いつ使うものなのかわからない
④高い
⑤どんな人がどんな治療をしてくれるのかわからないので行くことができない

これらすべてのハードルを越えて鍼灸を受けてもらうにはどうしたらいいのか，私たちはスサノオプログラムで，まずは①怖い，②いつ使うのかわからない，というハードルから下げることを検討し始めました。実際に，鍼灸を受けたことのない約30名の高齢者の方にパイオネックスとせんねん灸を体験していただいたところ，「イメージが変化した」「使ってみたくなった」という声をいただきました。

私たちが思っている以上に，一般の方は「自分でできる鍼灸がある」ということを知りませんでした。そして，鍼は痛い，お灸は熱いというイメージを大勢の方が持っているということも分かりました。

同時に，「必要な状況にならないと受けない」という声もいただきました。それでは，自分でできる鍼灸のケアが「必要な状況」にある人とはどんな人なのかと考えたときに，薬を飲めない「妊婦さん」という存在が浮かんできました。

妊婦さんに対する鍼灸の論文を調べてみると，

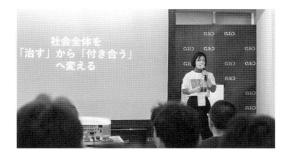
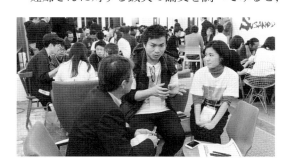

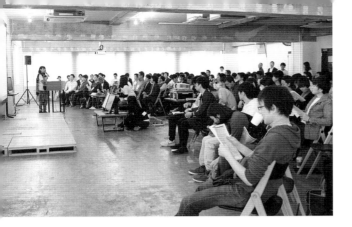

流産などの危険な副作用が報告されているものはごく僅かで，危険な経穴を回避すれば，妊娠中のさまざまな不調のセルフケアとして使えるということが分かりました。

次に妊婦さんへのインタビュー調査を行ったところ，「外に出るのが大変」「家でできることがあればやりたい」という声を頂きました。そこで，実際に妊婦さんに自宅で「アクティブShinQ」[注]を試していただいたところ，「足の浮腫みが改善した。自分でできている！ということだけで元気になれた」と感想を頂き，非常に喜んで頂きました。

注）「アクティブShinQ」とは，今現在一般的に知られている「治療院で受ける本格的な鍼灸」とは違い，自分で簡単に安全に使うことのできる鍼灸のことです。既存の台座灸や円皮鍼を，より一般の方が手に取りやすく，届きやすくするために，新しい見せ方・届け方を目下開発中です。

そこで，今回のプレゼンテーションは，多くの妊婦さんが鍼灸を使って，自宅で体調のセルフケアができるようにしていこう，という内容に決めました。12月16日のスサノオフェスでは，プレゼンテーションの後，多くの方が私たちのブースを訪れて，様々なアイディアや提案をくださいました。実際に「うちの会社でやって欲しい」といった声や，「保育園でやってくれないか」という要望も頂きました。

また，当日の様子は，フジテレビの運営するニュースサイト『ホウドウキョク』でも紹介していただきました[3]。

異業種とのイベントに参加してみてわかったこと

スサノオへの参加に限らず，はりレボの活動では，普段から，鍼灸業界だけではなく，全く異なる業界の人たちが集う勉強会やイベントに参加しています。そういった場に参加してみてわかったことは，「鍼灸に興味のある方はたくさんいる」ということです。以前に比べて鍼灸の受療率は下がっており，鍼灸院を開業しても食べていけないという声をきくこともあります。そういった話を聞いていると，鍼灸業界の未来は暗いような気がしてくることもあるかもしれません。

でも一歩外に出れば，多くの方が鍼灸に興味を持ってくれています。そして，私たち鍼灸師が「発信している」と思っている情報は，一般の方々にはほとんど届いていません。それが現状です。だからこそ，会って話せば，たくさんの方が興味を持ってくれるのです。

鍼灸のことを全く知らない人が，鍼灸という選択肢を持つためには，私たちが思っている以上にたくさんのハードルがあります。そのハードルを一つ一つ下げていき，鍼灸があることでより良い人生を送れる方を日本中に増やしていくために，私たち鍼灸師一人一人が，外に届く情報の発信をしていかなくてはならないのではないかと，私たちは考えています。

参考文献
1) http://harirevo.wixsite.com/revolabo
2) https://www.youtube.com/playlist?list=PLNJ9U7YXrvSqSr5-o8-Xa1i4QUzRsABiD
3) https://www.houdoukyoku.jp/posts/23877

(https://harirevo.wixsite.com/harirevo)

口絵 砭寿軒圭菴制作『明堂銅人鍼灸之図』

江戸前期の「明堂図」創成期を物語る
砭寿軒圭菴制作『明堂銅人鍼灸之図』(3面)

解説：北里大学東洋医学総合研究所医史学研究部客員研究員　大浦 宏勝
OURA Hiromasa

"Meridian chart for acupuncture & moxibustion" by Enjuken-Keian tells the stage of the "Meridian chart" creation period in the early Edo period

寄贈の経緯

　この「明堂図」(＝経絡経穴図)は，2011年頃，三重県の鍼灸師，故・松田理一郎氏のご遺族から三重県鍼灸師会の会員を通じて寄贈された物である。当時，保存状態は非常に悪く，巻いてあるのを開こうとすると，紙がパラパラちぎれ，剥落するような状態であった。また，松田氏が亡くなられた後であり，この図の入手経緯などは一切不明であった。寄贈して下さった方々も，ただ「古く貴重そうな経絡図」という事しか松田氏からは伝え聞いていなかったようである。
　森ノ宮医療学園はりきゅうミュージアムでは，その後慎重に修復作業を進行し，裏打ち装丁し直して，今回3幅の掛軸として公開するにいたった。

書誌

　本経絡経穴図の特徴の一つは，極めて大きいことである。画像の大きさは，縦177.5 cm×横81.0 cmであり，現在博物館等に所蔵されている大き目の画像が，縦130 cm前後×横55 cm前後であるのと比較しても，群を抜いて大きい経絡図であることがわかる。
　色は，厚手の和紙全面に柿渋が塗られており，また長年の劣化により色褪せているゆえ判別しづらいが，肺経と大腸経は白，脾経と胃経は橙(＝黄)，心経と小腸経は赤，腎経と膀胱経は薄墨(＝黒)，心包経と三焦経は紫(？)，肝経と胆経は緑(＝青)，任脈と督脈は白の色で経絡線が引かれている。概ね五臓に配当されている五色を用いたものといえる。その中に経穴は墨で丸く点を付し，経穴名および経絡の流注説明文の文字は墨で書かれている。人体の輪郭と骨のラインは薄墨で描かれ，肋骨・肩甲骨・背骨・踝・爪は白く塗りつぶされ，腎臓は中を白く周囲を紫で塗られており，平面図ながらアクセントと立体感をもたらしている。頭部は髪の毛を描かず丸坊主型，顔面の眉は薄墨で，唇は赤く塗られている。
　表題は3幅とも上部にあり，「明堂銅人鍼灸正面之図」「明堂銅人鍼灸覆背之図」「明堂銅人鍼灸側身之図」と記され，各図すべてに「砭寿軒圭菴記之」と書かれ，鼎の朱印と金文で「圭菴」と書かれた丸型朱印が押されている。また，正面図にのみ右上に砭寿軒自身の序文があり，左上には「于時寛永第十三／仲春□日」と成立年月日が記されている。
　この序文からこの経絡経穴図の製作意図が知れるはずであるが，残念ながら文字の欠損部分が多く解読困難である。外に「十四経」の流注を概略した文が14章ある。これも欠損箇所が多く見られるが，滑寿著『十四経発揮』の流注説明文を簡潔に記したものと判明したので，これを元に欠字を判別することができた。以下，自序と14章の文を翻刻し，欠字は□で示し，欠字ながら判別で

きた文字は⋯で囲んだ。また，読者の便のため，自序は，筆写が推量した文字を想定した上で，概ね言わんとすることを意訳し，残り文1〜14の流注説明文は和訓化してみた。

「明堂銅人鍼灸正面之圖」（前面図）
○自序（右上）
古人有言毫釐之差千里之謬腧穴之分寸呀如是
者乎唐有孫思邈粗考得此法尓來諸醫相継而興
明堂銅人形冶鑄之或圖畫之針灸之法於此□然
□於世雖然人體短小腧穴□□□具眼人□□□
何予以□□□□諸家之□□□長大而等□□□
腧穴之□□□從而点之欲□□而已君子正之

〔想定文〕
古人有言，毫釐之差千里之謬。腧穴之分寸，呀如是／者乎。唐有孫思邈，粗考得此法。尓来，諸医相継而興／明堂，銅人形冶鋳之，或図画之，針灸之法於此了然／行於世。雖然，人体短小，腧穴亦不確，具眼人亦如之／何。予，以参互考究諸家之説，図画長大而等人体，定／腧穴之正位置，従而点之，欲易学而已。君子正之。

〔意訳〕
古の人にこんな言葉がある。「初めはごくわずかな間違いでも，後には大きな誤りとなる」と。腧穴の分寸も定かでなければ同様である。唐の孫思邈は『千金方』において，この概要を述べた。それ以来，唐では諸の医家が相継いで経脈と経穴を記した「明堂」を興し，「銅人形」を鋳造し，経絡経穴図を画いた。ここにおいて鍼灸の法は，了然として世に行われるようになった。しかしながら，画かれた人体は短小であり，腧穴の位置もまた不確かであれば，いかに具眼の人といえども理解できようがない。そこで予は，諸家の説を参互考究し，長大で人体に等しい図を画き，腧穴の正しい位置を定め，これに従って腧穴を点じ，後輩たちの学び易いようにしようと思ったのである。賢明なる君子よ，誤謬あればこれを正してほしい。

○文1（右中）
手太陰肺經　起于中焦従肺系横出腋下歴天府俠白下循臑内
行心經心包經之前下肘中抵尺澤穴乃循臂内上骨之下廉入寸
口上魚際出大指之端少商穴止也手太陰脉從胷至手長三尺五
寸左右共二十二穴行于寅時始也是經多氣少血也

〔和訓〕
手の太陰肺経は，中焦に起こり，肺系より横に腋下に出で，天府・俠白を歴（れき）し，下って臑（じゅ）の内を循（めぐ）り，心経と心包経の前を行き，肘の中を下り，尺沢穴に抵（いた）り，乃ち臂（ひ）の内を循り，骨の下廉に上り，寸口に入り，魚際に上り，大指の端の少商穴に出で止まる也。手の太陰の脈は，胸より手に至り，長さ3尺5寸，左右共にして22穴，寅の時に行（めぐ）り始める也。この経は多気少血也。

砭寿軒圭菴制作『明堂銅人鍼灸之図』

○文2（左中）
手少陰心經　起于心中出循腋下抵極泉循臑内後廉行肺經
心包經之後歷青灵下肘内循臂内後廉歷灵道抵掌後銳骨
之端入掌内後廉循小指 之 内少衝穴止也手少陰脉從胷至手長
三尺五寸左右共十 八穴 行于午時是 經多氣 少血也

〔和訓〕
　手の少陰心経は，心中に起こり，出でて腋下を循り，極泉に抵り，臑の内後廉を循り，肺経と心包経の後ろを行き，青霊を歷し，肘の内を下り，臂の内後廉を循り，霊道を歷し，掌後の鋭骨の端に抵り，掌の内後廉に入り，小指の内を循り，少衝穴に止まる也。手の少陰の脈は，胸より手に至り，長さ3尺5寸，左右共にして18穴，午の時に行る。この経は多気少血也。

○文3（右下）
足少陰腎經　起于足 小指之端 下斜 趨足 心 由 湧泉轉出内踝 前
起大骨下之然谷循内 踝之後 之太谿 別 入 跟 中之 太鐘照海水
泉乃折自太鐘之外上循内踝行肝經脾經兩經之後過脾經
之三 陰 交上腨内循 築賓陰谷 上股内 後廉還出横 骨大 赫氣穴四
滿中 注 中行相去各一 寸 肓俞臍旁 五分 至幽門中行相 去
各五 分上膈 歷 步廊或中俞 府止 胷中行去 各二寸足 少陰脉
從足 至胷 長六尺 五寸左右 共五十四穴行于酉時是經多氣少血 也

〔和訓〕
　足の少陰腎経は，足の小指の端に起こり，下りて斜めに足心に趨（はし）り，湧泉より転じて内踝の前に出で，大骨の下の然谷に起こり，内踝の後ろの太渓を循り，別れて跟の中に入り，大鐘・照海・水泉に之き，乃ち大鐘の外より折れ，上って内踝を循り，肝経と脾経の両経の後ろを行き，脾経の三陰交を過ぎ，腨の内を上り，築賓・陰谷を循り，股の内後廉を上り，還って横骨・大赫・気穴・四満・中注に出で，中行を相去ること各1寸。肓俞なる臍の旁ら5分より幽門に至る，中行を相去ること各5分。膈に上り，歩廊・或中・俞府を歷し止まる，胸の中行を去ること各2寸。足の少陰の脈は，足より胸に至り，長さ6尺5寸，左右共にして54穴，酉の時に行る。この経は多気少血也。

○文4（中下）
任脉起于會陰穴上毛際行腹部中行循腹裏上膈 抵 喉
嚨至唇下承漿穴止也凡二十四穴奇經八脉之一也

〔和訓〕
　任脈は，会陰穴に起こり，毛の際を上り，腹部の中行を行き，腹裏を循り，膈を上り喉嚨（こうろう）に抵り，唇の下の承漿穴に至り止まる也。凡て24穴，奇経八脈の一つ也。

○文5（左下）
手厥陰心包經　起于胷中天池穴上行抵腋下下
循臑内天泉行肺經心經兩經之中間入肘中曲
澤穴又 由 肘下臂行臂兩筋之間入掌中至中指
之端中衝穴止也手厥陰脉從胷至手長三尺五寸
左右 共 十八穴行于 戌 時是經多血少氣也

〔和訓〕
　手の厥陰心包経は，胸中の天池穴に起こり，上行して腋下に抵り，下って臑の内の天泉を循り，肺経と心経の両筋の中間を行き，肘の中の曲沢穴に入り，又肘より臂を下り，臂の両筋の間を行き，掌中に入り，中指の端の中衝穴に至り止まる也。手の厥陰の脈は，胸より手に至り，長さ3尺5寸，左右共にして18穴，戌の時に行る。この経は多血少気也。

○奥書（左上）
于時寛永第十三
　　　　仲春□日　　砭壽軒〔圭菴〕記之
　　　　　　　　（鼎朱印）（圭菴朱印）

〔和訓〕
　時に寛永13年（1636）の仲春（2月）□日，砭寿軒圭菴，之れを記す。

「 明堂 銅人鍼灸覆背之圖」（後面図）
○文6（右中）
足太陽膀胱經　起于目内眥睛明穴上額自通天斜行左右交于頂上百會穴下項抵天柱循肩髆内挾脊兩旁
相去 各一寸五分
下行歴白環俞從腰中下挾脊歴上髎次髎中髎下髎會陽下貫臀入膕中之委中穴其支別者爲挾脊兩旁
第三 行相
去各三寸之諸穴自天柱而下從髆内左右別行下貫胛膂歴附分魄戸胞肓秩邊下歴尻臀過髀枢也又循髀枢
之裏承扶
之外一寸五分之間而下与前之入膕中者相合下行循合陽下貫腨内下出外踝後之崑崙至小指外側之至陰
穴止也足太陽之
脉從頭至足長八尺行于申時左右共一百二十六穴是經多血少氣也

〔和訓〕
　足の太陽膀胱経は，目の内眥の睛明穴に起こり，額に上り，通天より斜めに行き，頂上の百会穴にて左右交わり，項を下り，天柱に抵り，肩髆の内を循り，脊を挟んで両旁相去ること各1寸5分，下行して白環俞を歴し，腰の中より下って脊を挟み，上髎・次髎・中髎・下髎を歴し，会陽より

臀を下り貫き，膕中の委中穴に入る。其の支別なる者は，脊を挟んで両旁の第三行，相去ること各3寸の諸穴を為す。天柱より而して下り，髆の内より左右に別れ行き，下りて胛臀を貫き，附分・魄戸から胞肓・秩辺を歴し，下りて尻臀を歴し，髀枢を過ぎる也。又，髀枢の裏の承扶の外1寸5分の間を循り，而して下り，前の膕中に入りたる者と相合し，下行して合陽を循り，下りて腨の内を貫き，下りて外踝の後ろの崑崙に出で，小指外側の至陰穴に至って止まる也。足の太陽の脈は，頭より足に至り，長さ8尺，申の時に行り，左右共にして126穴。この経は多血少気也。

○文7（左中）
手太陽小腸經　起于小指之端少澤穴循外側之前谷後谿上腕出踝
中歷養老穴直上循臂骨下廉支正出肘内側兩筋之間歷小海穴
上循臑外廉行大腸經三焦經之外上肩循肩貞臑俞天宗秉風曲
垣肩外俞肩中俞諸穴循頸之天窓天容上頬抵顴髎上至目鋭眥
過瞳子髎入耳中聽宮穴止也手太陽脉從手至頭長五尺左右共三
十八穴行于未時是經多血少氣也

〔和訓〕
手の太陽小腸経は，小指の端の少沢穴に起こり，外側の前谷・後渓を循り，腕に上り踝の中に出で，養老穴を歴し，直上して臂骨の下廉の支正を循り，肘の内側の両筋の間に出で，小海穴を歴し，上って臑の外廉を循り，大腸経と三焦経の外を行き，肩に上り，肩貞・臑兪・天宗・秉風・曲垣・肩外兪・肩中兪の諸穴を循り，頸の天窓・天容を循り，頬に上り，顴髎に抵り，上って目の鋭眥に至り，瞳子髎を過ぎ，耳中の聴宮穴に入り止まる也。手の太陽の脈は，手より頭に至り，長さ5尺，左右共にして38穴，未の時に行る。この経は多血少気也。

○文8（右下）
手陽明大腸經　起于大指次指之端商陽穴
循指上廉出合谷兩骨之間之陽谿穴入兩筋
之中循臂上廉入肘外廉曲池循上臑外前
廉上肩肩髃穴出髃骨之前廉循巨骨穴入
缺盆上頸貫頬挟口交人中左之右右之左
上挟鼻孔至迎香穴止也手陽明脉從手至
頭長五尺左右共四十穴行于卯時是經氣血
俱多也

〔和訓〕
手の陽明大腸経は，大指の次指の端の商陽穴に起こり，指の上廉を循り，合谷の両骨の間に出で，陽渓穴に之き両筋の中に入り，臂の上廉を循り，肘の外廉の曲池に入り，臑の外前廉に循り上り，肩の肩髃穴に上り，髃骨の前廉に出で，巨骨穴を循り，欠盆に入り，頸に上り，頬を貫き，口を挟み，人中に交わり，左は右に之き，右は左に之き，上って鼻孔を挟み，迎香に至って止まる也。

手の陽明の脈は，手より頭に至り，長さ5尺，左右共にして40穴，卯の時に行る。この経は気血倶に多也。

○文9（中下）
督脉　起于下極長強穴行背部之中行上至風府
入腦上巓循額至鼻柱下人中唇内歯上斷縫中
至齗交穴止也凡二十七穴奇經八脉之一也

〔和訓〕
督脈は，下極の長強穴に起こり，背部の中行を行き，上って風府に至り，腦に入り，巓に上り，額を循り，鼻柱に至り，人中から唇の内で歯の上の斷縫中を下り，齗交穴に至って止まる也。凡て27穴，奇経八脈の一つ也。

○文10（左下）
手少陽三焦經　起于小指次指之端関衝穴上出循手表腕之陽池出
臂外兩骨之間至天井穴上行循臂臑之外歷清冷淵消濼行小腸經之裏
大腸經之外上肩循臂臑會肩髎天髎交出膽經後過秉風肩井上項過
大椎循天牖上耳後經翳風瘈脉顱息直上出耳上角至角孫過懸釐
頷厭屈曲耳頰至頤會顴窌之分至耳門穴止也手少陽脉從手至頭
長五尺左右共四十六穴行于亥時是經多氣少血也

〔和訓〕
手の少陽三焦経は，小指の次指の端の関衝穴に起こり，上り出で，手表から腕の陽池を循り，臂の外の両骨の間に出で，天井穴に至り，上行して臂臑の外を循り，清冷淵・消濼を歷し，小腸経の裏で大腸経の外を行き，肩に上り，臂の臑会・肩髎・天髎を循り，胆経の後ろに交わり出で，秉風・肩井を過ぎ，項に上り，大椎を過ぎ，天牖を循り，耳の後ろを上り，翳風・瘈脉・顱息を経て直上し，耳の上角に出で，角孫に至り，懸釐・頷厭を過ぎ，耳頰を屈由し，頤に至り，顴窌の分に会し，耳門穴に至って止まる也。手の少陽の脈は，手より頭に至り，長さ5尺，左右共にして46穴，亥の時に行る。この経は多気少血也。

○奥書（左上）
砭壽軒〔圭菴〕記之
（鼎朱印）（圭菴朱印）

「明堂銅人鍼灸側身之圖」（側面図）
○奥書（右上）
（鼎朱印）（圭菴朱印）
砭壽軒〔圭菴〕記之

○文11（右中）
足太陰脾經　起于大指次指隱白穴循大指内側白肉際太都穴過核骨後歷公孫上内踝前廉三陰交
上腨内循骱骨後之漏谷上行二寸交出足厥陰肝經之前至地機陰陵泉上循膝股之前廉之血海箕門入
腹經衝門府舍腹哀自衝門至腹哀中行相去各四寸五分上膈至食竇天渓胷鄕周榮自食竇至周榮穴
中行相去各六寸曲折下抵太包穴止也足太陰脉從足至胷長六尺五寸行于巳時左右四十二穴是經
多氣少血也

〔和訓〕
　足の太陰脾経は，大指の次指の隱白穴に起こり，大指の内側白肉の際の大都穴を循り，核骨の後ろを過ぎ，公孫を歷し，内踝の前廉の三陰交を上り，腨の内を上り，骱骨の後ろの漏谷を循り，上行すること2寸，足の厥陰肝経の前に交わり出で，地機・陰陵泉に至り，上りて膝股の前廉の血海・箕門を循り，腹に入り衝門・府舍・腹哀を経る。衝門より腹哀に至るは，中行を相去ること各4寸5分。膈を上り，食竇・天渓・胸脇・周栄に至る。食竇より周栄穴に至るは，中行を相去ること各6寸。曲がり折れ下り，大包穴に至り止まる也。足の太陰の脈は，足より胸に至り，長さ6尺5寸，巳の時に行り，左右共にして42穴。この経は多気少血也。

○文12（左中）
足少陽膽經　起于目鋭眥之瞳子髎穴自瞳子髎至風池穴二十穴作三折向外而行自瞳子髎至完骨
是一折又自完骨外折上至陽白會睛明是一折又自睛明上行循臨泣風池是一折起瞳子髎由聽
會客主人上抵頭角循頷厭下懸顱懸釐外循耳上髮際至曲鬢率谷外折下耳後循天衝
浮白竅陰完骨又自完骨外折上過角孫循本神過曲差下至陽白會睛明復從睛明上行循臨泣
目窗正營承靈腦空風池至頸過天髎行三焦經之前至肩上循肩井入缺盆下腋循胷歷淵腋輒筋
日月過季脇循京門乃下循髀外行膀胱經胃經之間歷中瀆陽關出膝外廉抵陽陵泉下於輔骨前
歷陽交外丘光明直下抵絶骨之端下出外踝之前至丘墟循足面之臨泣五會俠谿乃上入小指次指至
竅陰穴止也足少陽之脉從頭至足長八尺左右共八十六穴行于子時是經多氣少血也

〔和訓〕
　足の少陽胆経は，目の鋭眥の瞳子髎穴に起こり，瞳子髎より風池穴に至る20穴は三つ折れを作し，外に向かって行る。瞳子髎より完骨に至るが是れ一折れ，又完骨より外に折れ上りて陽白に至り睛明に会するが是れ一折れ，又睛明より上行して臨泣・風池を循るが是れ一折れ。瞳子髎に起こり，聽会・客主人より，上りて頭角に抵り，頷厭を循り，懸顱・懸釐に下り，外へ耳上髮際を循り，曲鬢・率谷に至り外に折れ，耳後を下り，天衝・浮白・竅陰・完骨を循り，又完骨より外に折れ，上りて角孫を過ぎ，本神を循り，曲差を過ぎ，下りて陽白に至り，睛明に会す。復たび睛明より上行し，臨泣・目窓・正営・承霊・脳空・風池を循り，頸に至り，天髎を過ぎ，三焦経の前に行き，肩の上に至り，肩井を循り，欠盆に入り，腋を下り，胸を循り，淵腋・輒筋・日月を歷し，季脇を過ぎ，京門を循り，乃ち下って髀外を循り，膀胱経と胃経の間を行き，中瀆・陽関を歷し，膝の外廉に出で，陽陵泉に抵り，輔骨の前を下り，陽交・外丘・光明を歷し，直に下って絶骨の端に抵り，下って外踝の前に出で，丘墟に至り，足面の臨泣・五会・俠渓を循り，乃ち

上って小指の次指に入り、竅陰穴に至って止まる也。足の少陽の脈は、頭より足に至り、長さ8尺、左右共にして86穴、子の時に行る。この経は多気少血也。

○文13（右下）
足陽明胃經　起于鼻之兩旁歷承泣四白巨髎地倉 左 右相交
于承漿却循頤後下廉出大迎循頰車上耳前歷下關過客主人
循髮際經頭維從大迎前下人迎歷水突氣舍入缺盆行腎經之
外下乳內廉循氣戶庫房屋翳膺窗乳中乳根自氣戶至乳
根中行相去各四寸自不容至滑肉門中行相去各二寸挾臍歷
天樞外陵太巨水道皈來氣衝自天樞至氣衝中行相去各二寸
下髀関抵伏兔下入膝臏中下歷犢鼻循胻外廉下足跗入大指次
指外間屬兌穴止也足陽明脉從頭至足長八尺左右共九十穴
行于辰時是經氣血俱多也

〔和訓〕
足の陽明胃経は、鼻の両旁に起こり、承泣・四白・巨髎・地倉を歷し、承漿に左右相交わり、却って頤の後下廉を循り、大迎に出で、頰車を循り、耳の前を上り、下関を歷し、客主人を過ぎ、髪際を循り、頭維を経る。大迎の前より人迎に下り、水突・気舎を歷し、欠盆に入り、腎経の外を行き、乳の内廉を下り、気戸・庫房・屋翳・膺窓・乳中・乳根を循る。気戸より乳根に至るは、中行を相去ること各4寸。不容より滑肉門に至るは、中行を相去ること各2寸、臍を挟み、天枢・外陵・大巨・水道・帰来・気衝を歷し、天枢より気衝に至るは、中行を相去ること各2寸。髀関を下り、伏兔に抵り、下りて膝臏の中に入り、下りて犢鼻を歷し、胻の外廉を循り、足跗を下り、大指の次指の外の間に入り、厲兌穴に止まる也。足の陽明の脈は、頭より足に至り、長さ8尺、左右共にして90穴、辰の時に行る。この経は気血俱に多也。

○文14（左下）
足厥陰肝經　起于大指聚毛之大敦穴循跗上廉
歷 行 間太衝抵內踝之前上踝過三陰交歷蠡溝中都
復上 一寸交出脾經之後上膕中 廉 至膝關曲泉循股內
之陰廉當衝門府舍之分入陰毛之中左右相交環繞
陰器抵小腹上曲骨中極關元循章門至期門穴止也
足厥陰之脉從足至胷長六尺五寸左右共二十六穴行
于 丑 時是經多血少氣也

〔和訓〕
足の厥陰肝経は、大指の聚毛の大敦穴に起こり、跗の上廉を循り、行間・太衝を歷し、内踝の前に抵り、踝を上り、三陰交を過ぎ、蠡溝・中都を歷し、復たび1寸上って脾経の後ろに交わり出で、膕の中廉を上り、膝関・曲泉に至り、股内の陰廉を循り、衝門・府舎の分かれに当たり、陰

毛の中に入り，左右相交わり陰器を環繞(かんじょう)し，小腹に抵り，曲骨・中極・関元に上り，章門を循り，期門穴に至り止まる也。足の厥陰の脈は，足より胸に至り，長さ6尺5寸，左右共にして26穴，丑の時に行る。この経は多血少気也。

砭寿軒圭菴の人物像

この経絡経穴図を制作させた人物であり，図中の序文および十四経の流注解説文の著者である「砭寿軒圭菴」とは，いかなる人物であろうか？これまでの日本鍼灸史上，全く知られていない謎の人物である。唯一知られていることは，杉山和一の影の師匠であり，『杉山流三部書』の一つ『療治大概書』（図1）の原本である『鍼灸大和文』（註1）を，寛永17年（1640）に著した人物であるということだけだ（図2）。『大和文』が『大概書』の原本にあたることは，3代目総検校であった島浦和田一も杉山流の流儀書『杉山真伝流』（註2）の「中之巻序」において，「大概書の如きは初心の為に著す者也。然るに其の処は即ち古人に出づ」と言っていることから知れる。また，杉山和一自身も死後に遺した書物類中に『大和文』があったことが，『杉山先生御伝記』（註3）中に記されている（図3）。

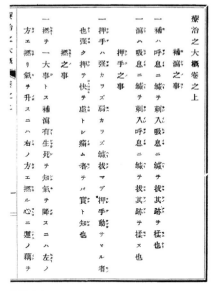

（図1）

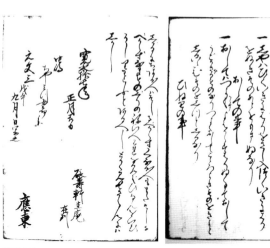

（図2）

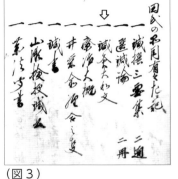

（図3）

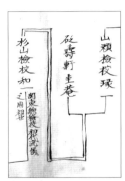

（図4）

口絵解説

　杉山和一の影の師匠であることは,『杉山流家譜』(註4) という巻物の中にある流派の系図中に,山瀬琢一と並んで砭寿軒圭菴が師系として書かれていることから判定できる (図4)。また,『杉山真伝流』中之巻第三 (上) には,「砭寿軒圭菴元影伝曰」として流産防止の灸法が伝えられている (図5)。さらに穿った見方ではあるが,杉山和一の戒名の中に「元清」という文字が入っていることと関係があるように思う。和一の戒名は「前総検校即明院殿眼叟元清権大僧都」である。「眼叟」は和一が五代将軍綱吉の「何か望みはあるか?」との問に「一つ目が欲しい」といったことに由来するのかもしれない。しかし,「元清」の由来は不明であった。元の眼は清い――という意味よりも,影の師である「元影」の号に倣ってつけた道号だった可能性がある。

　最近出てきた資料によるが,『鍼灸大和文』には先立つ砭寿軒の著書があった。その書名は『鍼経秘伝之書』という (図6)。その内容は,前半が「五蔵六府之経絡穴名」,後半が「治病之法」であり病名と取穴名のみが書かれている。病名の並べ方および取穴は『大和文』とほぼ同様であり,『大和文』はこの書をもとに病名解説を加えてでき上がったことが知れる。すでに長野仁氏は,この写本を小曽戸洋先生から贈られ1冊所持していたが,著者名や編集年月日を記した奥書はなく,誰の著書かは不明であった。しかし昨年,オークションに出品され加納氏が取得した同名同内容の写本には,巻頭に「砭壽編集」とあり,巻末には奥書が記されている。その内容は,「右一巻者雖為鍼經之秘書任執心令傳受畢努々不可有他見也／于時寛永第十五／九月吉日」というものである。これにより『大和文』に先立って『鍼経秘伝之書』が書かれていたことが判明した。ここで年代順に砭寿軒の業績を並べてみると,以下の通りである。

　寛永13年 (1636):「明堂銅人鍼灸之図」を制作。
　寛永15年 (1638):『鍼経秘伝之書』を著す。
　寛永17年 (1640):『鍼灸大和文』を著す。

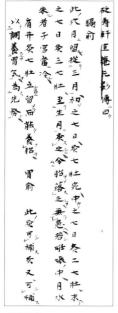

(図5)

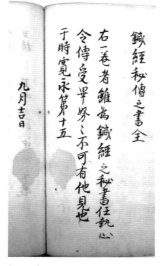 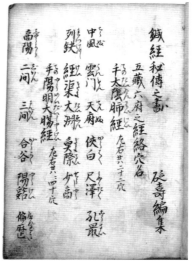

(図6)

ここで『鍼灸大和文』の序文と跋文から，砭寿軒の人物像が知れるので引用してみる。但し，本文はすべて変体仮名で書かれているゆえ，漢字仮名混じり文に改めて記す。

〔序文〕

「それ鍼の道は，十二経脈の気血をめぐらし，五臓六腑を和らげ，水道を通わし，冷えたる者をばこれを温め，熱する者をば冷やし，虚する者をば補い，実するものをば瀉し，滞るものをばめぐらし，万病を治するなり。唐土に，岐伯という仙人有り，黄帝と問答して作れる文を『素問』『霊枢』という。これ鍼の道をよくよく記せり。扁鵲という者『難経』という文を作り，四明高武という者『鍼灸聚英』という文を作り，王惟一という者『銅人経』という文作り，徐氏という者『鍼灸大全まんおうしんきう』という文を作り，その外あまた文作れる人多く有りけり。女の身にて此の文を見分け，経絡の道を分かたん事，叶い難し。其の文の内に有るところを，そこはかとなく抜き，仮名に和らげ，上中下の三巻を作る。かるが故に，此の書を大和文という事は，大いに和らぐるにより，『大和文』〔『鍼法秘要集』と云う〕と言い侍りけり。」

〔跋文〕

「右の三巻は，鍼の秘書たりといえども，書きまいらせし仮名に和らげ候う。言葉も悪しく，仮名使いも悪しく，文字の誤りも多く有ることに候う。しかしながら，初心の為に書きまいらせ候う。ゆめゆめ人に見せ給うまじく候う。しかるに，智有る人は，誇るべからず。愚なる人もまた，誇るべからず。生もの知りの佞人これを見ば，非難を言い，誇り笑うこと有るべし。とかく見せざらんに，恥じ候う。

寛永十七年（1640）正月吉日　砭寿軒圭菴在判

中嶋／ちやうみつ五郎　参」

この文章から，砭寿軒は経絡経穴図の制作にあたって参考にした『十四経発揮』の他に，『素問』『霊枢』『難経』『鍼灸聚英』『銅人腧穴鍼灸図経』『鍼灸大全』を見て参考にしていたと考えられる。1640年当時の江戸前期鍼灸界において，これらの書物を見て研究できた人物というと，かなり限られた存在であろう。そして，砭寿軒の治法における取穴をみると，曲直瀬玄朔の『日用鍼法』をも参考にしていたことが伺われる。さらに，京都の草分け的鍼道具店であった奈良弥左衛門が，寛永二年（1625）から記載しはじめた鍼具見本帳『流儀扣』（註5）によると，捻り鍼流派として「慶菴流」の名が見える（図7）。これは「慶」の字が異なるといえども，砭寿軒圭菴の流派とみてよい。これが，江戸初期から活躍していた鍼灸流派である雲海士流や扁鵲流とともに，見本帳の冒頭に書かれていることは注目に値する。大明流や知真流よりもずっと前に記載されているのだ。

砭寿軒圭菴は，江戸初期に相継いで和刻印刷された鍼灸医書を読み，『十四経発揮』をもとに経

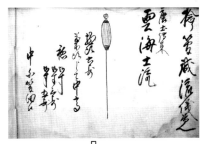
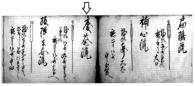

（図7）

絡経穴図を制作し（1636年），曲直瀬の『日用鍼法』を参考にしながら，鍼灸治病にとってより完成度の高い実用書として『鍼経秘伝之書』を著し（1638年），さらに初心者向けに病態説明も加えながら仮名文字に和らげて『鍼灸大和文』を書き上げた（1640年）。圭菴流はすでに1630年頃には，京都の鍼道具店の得意先として知られた捻り鍼の流派だったといえる。

そこで気になるのが，「砭寿軒」も「圭菴」も「元影」も号であり，家名がどの資料にも見当たらないことだ。そして，『大和文』の序文中には「女の身にて」とある。確定はできないが，砭寿軒は学識と金銭的余裕のある医家の娘で，実際に鍼治を生業とした女医であり，新たに鍼灸の治療家を志す者を育成する教育者でもあったと考えられる。1650年から約10年間，京都の入江家の下で鍼術修業をした杉山和一も，砭寿軒と出会い『大和文』を託された。砭寿軒と入江豊明や和一との関係は未だはっきりしないが，そう遠くない関係であったと推測できる。

本経絡経穴図の時代的背景と意義

本経絡経穴図は，『銅人腧穴鍼灸図経』（註6）に倣った「三人図」（前面図・後面図・側面図）の3幅である。ちなみに，『十四経発揮』（註7）の図は，各経絡ごとに図が描かれている「十四人図」であり，他に前面図と後面図だけの「二人図」などもあることは，長野仁氏が『はりきゅうミュージアム Vol. I 銅人形・明堂図篇』（註8）にて解説している。

本図および十四経絡の流注説明文の特徴は，『十四経発揮』の文章から経穴を繋ぐルートを述べた部分を抜粋した流注説明文であり，経絡の位置関係および経穴の位置をビジュアルに確定することを重視した図である。それゆえ，本経か支別かにはこだわらずに，経穴の点在するルートを重視し，臓腑への属絡や内部諸器官をまとう流注や支別は解説から省き無視している。例えば，肺経は「中焦に起こり，肺系より横に腋下に出で」と前置きするも，図の白線は中府穴にはじまり少商穴に終わるのみで，肺に属し大腸を絡すルートは描かない。大腸経は商陽穴にはじまり迎香穴に終わるのみで，欠盆から肺を絡し大腸に属す本経ルートは無視。しかし，欠盆から頸を経て人中に向かう支別ルートを描く。他の経絡のルートも同様である。

さらに本図について特徴を述べると，まずその大きさに目を奪われるが，序文にあるように「あえて等身大に作り，腧穴の位置を一目瞭然たるようにした」という。図示された人物の身長は，およそ157cmである。腧穴の位置を定めるためには，中国渡来の文献から諸家の説を参互考究し，分寸を定めて正しい位置を確定する作業にも苦心したようである。そして経絡の線は，『千金方』巻二十九「明堂三人図第一」の「其れ十二経脈は五色に之れを作る」という説に倣って，五色で表現した。

またこの図は，経穴をつなぐシンプルな線で経絡の流注を表現した物であり，饗庭東庵（1621〜73年）の門人である味岡三伯（1629〜98年）らが「十四経学」を講説し，図譜と模型作成の「経引」というスタイルを確立し，浅井周伯（1643〜1705年）が『経絡正統』（1664年）にて「諸脈交会画法」を世に広める以前の物である。「諸脈交会画法」とは，長野仁氏が命名解説したもので，十四経の諸脈が交会穴で複雑に交差する経絡のネットワークを「明堂図」や「銅人形」に図示する，中国や朝鮮の明堂図にはみられない日本独自の画法である（註9）。この図では，大椎穴・膻中穴・

関元穴などを見ても，そうした交差はみられず，この画法の成立以前の図であることがわかる。他の図にない唯一の交差の特徴は，肝経の「陰毛の中に入り，左右相交わり陰器を環繞し」という解説にしたがい，会陰の下で左右の肝経が交差して上行する表現である。

これによく似た経絡経穴図がある。林即成有恒が 1822 年に刊行した三人図（註 10）である。大きさは 127.4 cm × 55.4 cm と 7 割ほどに縮小されているが，人物図や経絡線の表現は酷似する。画中の文は異なるが「三人図」の表題である「明堂銅人（正面・覆背・側身）鍼灸之図」という名も類似する。林有恒刊行の経絡経穴図は，砭寿軒圭菴制作の本図をモデルとして作成されたものといえる。

結語

以上から本経絡経穴図は，曲直瀬道三が 1574 年に「十四経之説，為定矩而已」と提唱して以降，『十四経発揮』が研究され定着しはじめ，秦宗巴（『兪穴参伍的法』1574 年）や曲直瀬玄朔（『日用灸法』1631 年刊）・曲直瀬玄鑑（『鍼灸家伝』1640 年）が活躍した 1631 年〜 1640 年の過程で制作されたものである。砭寿軒圭菴は，それらの研究成果を吸収しつつ，鍼灸の教育と臨床に直接結びつける意図をもって本図を制作したのであり，本図は江戸期「明堂図」の創成期を物語る重要な資料の一つといえる。

〔註記事項〕

註 1：『鍼灸大和文』江戸期写本，武田科学振興財団杏雨書屋所蔵（乾 3712）。
註 2：『杉山真伝流』（公財）江戸期写本，杉山検校遺徳顕彰会所蔵，2004 年 5 月に『秘傳・杉山眞傳流』として刊行。
註 3：『杉山先生御伝記』江戸期写本，米沢市立図書館所蔵，Web 公開。
註 4：『杉山流家譜』巻子本，大正期写本，故・天野黄陽氏所蔵。
註 5：『流儀扣』奈良弥左衛門家の鍼具見本帳，はりきゅうミュージアム所蔵，『鍼灸 OSAKA』110 号 -112 号に掲載。「慶菴流」は 111 号口絵に掲載。
註 6：『銅人腧穴鍼灸図経』宋の王惟一撰，1027 年刊。明正統 8 年（1443）石拓本は宮内庁書陵部所蔵。
註 7：『十四経発揮』元の滑寿撰，1341 年刊。1596 年以降，十数度にわたり和刻刊行され，解説本も数多く刊行された。
註 8：『はりきゅうミュージアム Vol. Ⅰ 銅人形・明堂図篇』長野仁解説，学校法人森ノ宮医療学園発行，2001 年 1 月，p.54。
註 9：上記本 p.53。
註 10：はりきゅうミュージアム所蔵，上記本 p.27-29。

鍼灸OSAKA 別冊ムック Vol.2

はりきゅうロード

日本全国、伝統医療の歴史を見て歩こう

A5判・176頁
2600円（本体価格）

歴史から現代が見えてくる──。史跡や現存する史料、民間で行われている祭りや行事、また小説や落語など…医療にまつわる実に多くのことがらが今に伝えられています。それらをひもときながら、医療の歴史の奥深さと時代の息吹、そして医聖たちの熱意を感じてください。第一線で活躍する研究者によるエッセイはそのガイドとなってくれます。

目次から…
1 先哲医家に会いに行く
2 コレクションから見えてくる
3 今昔ものがたり
4 命を救う薬草薬木

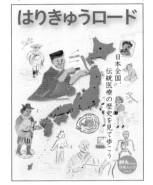

ご注文・お問い合わせは出版部まで　TEL.06-6976-6889　FAX.06-6973-3133　koudoku@morinomiya.ac.jp
森ノ宮医療学園出版部　〒537-0022　大阪市東成区中本4-1-8　https://morinomiya.ac.jp/book/

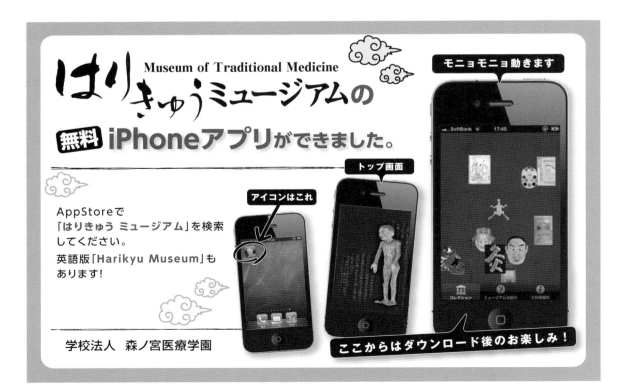

Report

あん摩マッサージ指圧師, はり師, きゅう師等法 制定70周年記念の集い

The 70th anniversary assembly: Legislation for massage, acupuncture and moxibustion practitioners

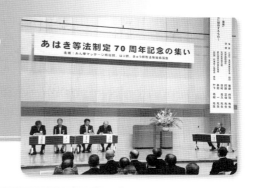

「あはき法」の制定（1947年12月20日）から70周年を祝い，記念の集いが開催された。

第1部の式典では主催者挨拶・厚生労働大臣挨拶（代読）に続き，あはきの発展に貢献した88名に厚生労働大臣表彰が行われ，来賓からの祝辞が述べられた。

第2部は後藤修司氏の司会により，阿部正俊氏，田村憲久氏，竹下義樹氏，森岡 一氏によるシンポジウム「あはき法の過去・現在・未来～あはき師の今後に期待するもの～」が行われた。もと参議院議員の阿部氏は，1991年，厚生省医事課長として，あはき資格が国家資格になった法改正に関わった。あはき療養費の受療委任払いについても，国民の利益を第一に考えなければならない。あはき師は一人ひとりの生き方を支える「養生指南師」として活躍してほしいと述べた。もと厚生労働大臣で「鍼灸マッサージを考える国会議員の会」の田村氏は，WHOの国際疾病分類ICD-11に伝統医療項目が収載されること，あはきカリキュラムの改正，あはき療養費の受療委任払い制度などあはきの現況について述べ，療養費以外の自費部分での技術も磨いてほしいと期待した。日本盲人連合会会長で弁護士の竹下氏は，無資格問題に触れ，1960年のHS式電気療法に関する最高裁判決が元凶であると述べた。また，東京農業大学客員教授の森岡 一氏は，伝統的知識を権利として守ることをテーマとしてきた。中医学やアーユルヴェーダの例を挙げながら，日本の伝統医療保護のためには伝統医療の法律を定めたり，伝統医療の文書化とデータベース化が必要であると述べた。後藤氏は，今後の少子高齢化を乗り切るためにも，業界として「伝統医療振興基本法」を旗印に協働してゆかなければならないとまとめた。

第3部は厚生労働大臣，国会議員ら来賓を交え祝宴が催された。

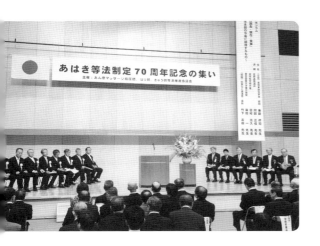

日時：2017年11月5日
会場：東京有明医療大学
主催：あん摩マッサージ指圧師, はり師, きゅう師等法推進協議会
加盟団体：公益社団法人　全日本鍼灸マッサージ師会
　　　　　公益社団法人　日本鍼灸師会
　　　　　公益社団法人　日本あん摩マッサージ指圧師会
　　　　　公益社団法人　全国病院理学療法協会
　　　　　公益社団法人　東洋療法学校協会
　　　　　社会福祉法人　日本盲人会連合
　　　　　日本理療科教員連盟
協賛団体：公益財団法人　東洋療法研修試験財団
　　　　　公益社団法人　全日本鍼灸学会
　　　　　日本理学療法器材工業会

学会レポート

A report on Symposiums and Congresses related to acupuncture and moxibustion 2017 autumn-winter

第11回 日本小児はり学会 (10月1日　大阪・森ノ宮医療学園専門学校)

テーマ：スクスク育つ子どもたちのために ―小児はりの可能性―

　一般講演に続き，山口創氏（桜美林大学）による特別講演「皮膚から考える子どもの発達と小児はり」では，皮膚刺激と脳内ホルモンであるオキシトシンの体内発生の関係，オキシトシンには人との信頼関係を築く作用があることを紹介した。続いて教育講演「日本鍼灸を取り巻く国内外の状況と小児はり」では，小野直哉氏（未来工学研究所22世紀ライフェンスセンター）が小児はりを日本独自の医療資源として守り，海外にも広く発信してゆくことが必要だと述べた。また，井上悦子氏が会長講演「小児はりの概要」を行った。本学会恒例の小児はり体験コーナーでは，本学会役員の惠美公二郎氏・谷岡賢徳氏・玉田宗久氏・鈴木信氏・井上氏のほか，新たに日本小児はり学会認定鍼灸師となった小野奈津美氏，加納裕士氏，首藤順子氏，高橋典子氏，館坂聡氏，西下圭一氏らの小児はりを体験する機会も設けられた。

第13回 (公社) 日本鍼灸師会 全国大会 in 大阪 (10月8・9日　大阪・マイドームおおさか)

テーマ：大大阪フェス ―伝統医療の振興―

　特別公開講座「統合医療の未来：Integrative Medicine（医療モデル）からIntegrative Health（社会モデル）へ―超少子高齢・人口減少社会と災害を生き抜き，持続可能な日本社会を創るために―」では，会長の仲野彌和氏を座長に片山さつき氏「一億層活躍社会の実現に向けて」伊藤壽紀氏「統合医療の未来―医療モデルとしての医育機関の役割」小野直哉氏「『社会モデル』としての統合医療」の3講演とシンポジウムが行われた。自民党参議院議員の片山氏は鍼灸が国民医療費の抑制に貢献できる可能性を述べ地域医療での活躍を希望した。大阪府保健医療財団大阪がん循環器病予防センター所長の伊藤氏は脳血管疾患が死因の第3位であることから30分以内で医療を受けることのできる「中学校区」での医療の重要性について述べた。小野氏は医療が疾病の治療から症状の緩和に向かう『社会モデル』を紹介した。府民公開講座では（公財）日本医療技術財団（JIMTEF）理事長の小西恵一郎氏が「鍼灸医療の国際協力と海外展開」と題してベトナム政府保健省との鍼灸医療協力パートナーシップと2018年1月にハノイで行われる国際セミナーについて紹介した。一般講座では地域医療を担うための移住をサポートする移住促進センター事業が実例とともに紹介された。健保委員会講座では，厚生労働省保険医療調査室長の矢田貝泰之氏が療養費の概要と現在進行中のあはき療養費受療委任制度の検討状況について説明した。また，危機管理委員会ではDMAT事務局の近藤久禎氏が熊本地震後の災害医療の動きと鍼灸師への期待を述べた。前回に続いて第2回学生対抗「要穴カルタ大会」も行われ，8校60名が参加した。

第45回 日本伝統鍼灸学会学術大会

(10月14・15日　石川・石川県立音楽堂)

テーマ：日本伝統鍼灸の確立 —伝統から未来へ—

　小川恵子氏（金沢大学附属病院漢方医学科臨床教授・診療科長）による会頭講演「伝統鍼灸の可能性と求められるもの」では，金沢大学附属病院漢方医学科での鍼灸と湯液の併用について紹介，同科研究員の鍼灸師・三島怜氏がカルテを閲覧しながらの鍼灸臨床について語った。シンポジウム1「伝統医学の正しさの基礎　～概念を共有するために～」では，小川氏と手塚幸忠氏の司会で加島雅之氏・斉藤宗則氏・天野洋介氏・和辻直氏が用語の概念を決めるための方法論の紹介と陰虚に関する調査研究を紹介した。熊本赤十字病院総合内科・総合診療科の加島氏は2018年にWHOのICD-11に伝統医学用語が収載されると陰虚のビッグデータが集まる可能性があるが，その時，陰虚の示すものがそれぞれ異なっていたら，知識と経験が費えてしまうことになりかねないとの懸念を示した。国際部セミナー「WFAS2016後の日本伝統鍼灸の情報発信をどうするか」では国際部部長の中田健吾氏を座長に会長の形井秀一氏，国際部の東郷俊宏氏・斉藤宗則氏，理事の船水隆弘氏によるシンポジウムが行われた。スポンサードセミナー「循環器と中国伝統医学：鍼灸と漢方による治療の選択肢」では，ドイツの中国医学メディカルセンター臨床教授のモーリッツ・ヘンペン氏が不整脈と高血圧に対する中医治療を紹介した。また，古典鍼灸研究会の中村耕三氏，積聚会の高橋大希氏，東方会会長の丸山治氏，東洋はり医学会会長の中村光亮氏，北辰会副代表の藤本新風氏，鍼道五経会の足立繁久氏による実技講演「各流派の治療」，北京中医薬大学東直門専門病院の王軍氏による特別実技講演も行われた。市民公開講座「アンチ・アンチエイジング～下り坂の降り方～」では，社会学者で東京大学名誉教授の上野千鶴子氏が，誰もが安心して社会的弱者になれるような社会を目指し，「当事者主権」「向老学」が必要だと述べた。日中学術交流会「日本と中国，浅刺はどう違うか」は斉藤宗則氏の司会で日本から小野博子氏（東方会），戸ケ崎正男氏（和ら会），関信之氏（日本刺絡学会），中国からは梅祥勝氏（河南中医薬大学第一附属病院），韓学江氏（北京仁和医院中医科）による実技供覧が行われ，形井秀一氏，海英氏の講演が行われた。梅氏は10mm程度でも浅刺と定義する場合があると述べた。

シンポジウム
日本伝統医療を日本の資源（文化・医療・知的資源）として捉えるために必要な事とは？ —日本伝統医療の体系化と利活用を目指して—

(12月10日　東京・八重洲ホール)

　日本医療研究開発機構（AMED）委託研究「ISO/TC249における国際規格策定に資する科学的研究と調査および統合医療の一翼としての漢方・鍼灸の基盤研究」分担研究班による公開シンポジウム。研究代表者である並木隆雄氏の挨拶に続き，小野直哉氏から「日本伝統医療を取

り巻く国際状況」としてシンポジウムの趣旨説明が行われた。続いて上智大学名誉教授の磯崎博司氏「遺伝資源関連条約による日本伝統医学への影響」，もと国立遺伝学研究所ABS学術対策チームリーダーの森岡 一氏「名古屋議定書から考える日本伝統医学データベース」，専修大学法学部教授の田上麻衣子氏「CBDとWIPOにおける議論の状況」，明治大学法科大学院教授の高倉成男氏「知財立国策からの示唆」の4講演の後，小野氏司会のもと，講演者のほか日本東洋医学サミット会議（JLOM）議長の佐藤弘氏，同副議長の後藤修司氏，同事務総長の伊藤隆氏も参加して総合討論が行われた。伝統医療が日本の資源であるか，伝統医療振興基本法の必要性，また，日本の漢方と中国の漢方が異なることを用語から表すためにも「漢方」という名称を変更することの可能性などについて議論された。フロアからは，富の再分配が知識にも及んでおり，伝統的知識の国際標準化はそのようなステージにあるが，最大のステイクホルダーは患者さんであるという指摘があった。最後に，本シンポジウムはより広い対象にわかりやすく，敷居を下げて来年も開催することが宣言された。

第16～19回 社会保障審議会
（医療保険部会 あん摩マッサージ指圧，はり・きゅう療養費検討専門委員会）

（11月10日・12月27日・1月31日・3月2日　東京・全国都市会館など）

平成29年3月27日，あはき療養費に受療委任払いが導入される方向が示され，その条件とされている不正対策についての検討が2017年11月から開始された。（1）「患者本人による請求内容の確認」は架空・水増し請求を防ぐために必要とされており，患者から一部負担金の支払いを受ける際には明細書（1日分と1月分）を交付し，毎月，支給申請書に患者または家族の署名または押印を求めること（2）「医師の同意と再同意」について，同意を行う医師は，やむを得ない場合を除き当該疾病の主治医とする。施術者は当面の努力義務として，施術の内容・頻度，患者の状態・経過を記載した「施術報告書」を作成する。その作成にあたっては報酬上の手当てを検討する。医師の再同意は6カ月ごとに文書で行う。厚生労働省は通知等により医師に対して同意書の必要性や意義，留意すべき事項等について整理し，「手引き」を作成するなど理解の浸透を図る。（3）「長期・頻回対策」について，1年以上かつ月16回以上の施術については支給申請書に別紙様式（施術継続理由・状態記入書）を追加し，施術による患者の変化を把握するため，おおむね1年以上収集・分析することとした。この結果により，受療委任制度導入後，保険者が個々の患者ごとに償還払いに戻せる仕組みを検討することとなった。（4）「往療」については，不正請求の6割が往療料関係であることから，30年の改定から距離加算を引き下げて施術料や往療料に振り替えていき，距離加算の廃止や施術料と往療料を包括化した訪問施術制度の導入を見据えて段階的に改定する。（5）「療養費の審査態勢の強化」（6）「その他」，支給申請書の様式の統一，施術録の整備，療養費について患者への説明義務，不適正な広告の是正のため年度内にガイドライン作成を含む広告に関する検討会が開催予定であるとされた。3月2日時点で，今後のスケジュールとして平成30年7月から受療委任の施術所・施術管理者登録の受付を開始，同10月から受療委任の取り扱いを開始することが提示されている。受療委任払いは

保険者の裁量であるため、すべての保険者が導入するかは未定。施術管理者の要件は2020年4月までの導入を見込んでおり、その更新制は2021年度までの検討予定。毎回の配布資料や厚生労働省より提示された様式案は厚生労働省のサイトからダウンロードできる。(http://www.mhlw.go.jp/stf/shingi/shingi-hosho.html?tid=126708)

2017年10月～2018年3月に行われた学会・研究会・審議会等から報告しました。本誌バックナンバーの特集や関連記事もご参照下さい。

- 小児はり：4号特集「小児鍼法の実際」
  49号特集「小児鍼再考」
  94号特集「小児の鍼灸治療」
- 災害と鍼灸：124号特集「鍼灸とボランティア・NPO」
- ICD-11：123号「WHOのICD-11に伝統医学分類が収載される見通し」
- WFAS2016：120号特集「WFASがやってくる」
- 高血圧：65号特集「高血圧」
- アンチエイジング：93号特集「エイジマネージメント」
- ISO/TC249：110号レポート「ISO/TC249 第4回全体会議の報告」
  114号座談会Ⅱ「ISO/TC249 とモクサアフリカ 日本鍼灸の内側と外側」、
  118号座談会Ⅲ「ISO/TC249 第6回全体会議を終えて―国際規格制定の現場とは―」
- 地域医療：116号特集「往診・往療・出張施術」
  120号特集「プライマリ・ケアと鍼灸」
- 伝統医療振興基本法：126号特集「伝統医療振興基本法（仮称）を考える」

（編集部・織田浩子）

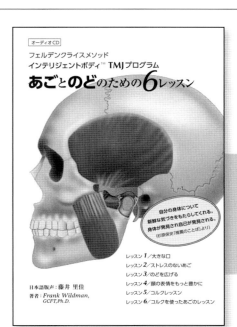

Study Acupuncture and Oriental Medicine in ORLANDO, Florida!

~ディズニーワールド近辺で~
プチ留学しませんか?

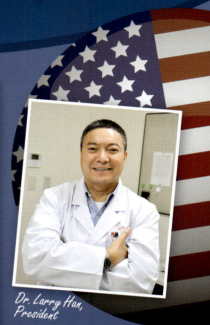

Dr. Larry Han, President

Learn Chinese Medicine In America!

- 3-10 Day Program: Specialties Acupuncture Study
- Learn Tension Point Therapy (TPT) and get Certificates from Dr. Larry Han and from FCIM College
- Study and Play in Orlando, at Disney or Universal Studios

Become a Doctor of Oriental Medicine!

- 3 year program to obtain your Masters Degree in Oriental Medicine and Bachelors Degree in Health Studies

Contact us! We are here to help & we want to hear from you!

FCIM
FLORIDA COLLEGE of INTEGRATIVE MEDICINE

Website: www.FCIM.edu
College Location: 7100 Lake Ellenor Dr. Orlando Florida 32809, USA
Email Us: international@fcim.edu

or

日本問合わせ先:森ノ宮医療学園 法人本部 房前素徳
E-mail: fusamae@morinomiya.ac.jp

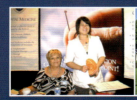
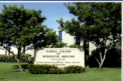
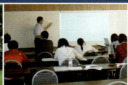
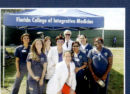

A SHORT BREAK 53

ブレイクタイム53

寂聴さんが撒いた種
The seeds planted by Jyakucho

尾川 裕子（作家） OGAWA Yuko

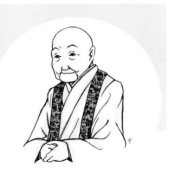

今年の元日に、瀬戸内寂聴さんが二〇一七年度の朝日賞（朝日新聞文化財団主催）を受賞されたと発表があった。受賞理由は「女性の地位を向上させた作家活動や平和への社会活動」が認められてだ。記事を読み今までにない思いを抱いた。

動を続けている作家が受賞に値する仕事をしたのならば、いくらでも賞をとって頂きたいと思い直した。

寂聴さんには、日本の黎明期の女性活動家と女性作家たちを掘り起こして小説化し広く世間に知らしめた功績がある。女性が声をあげにくかった時代に、声をあげ社会と戦い、自由に恋愛をして、言わば激しく愛して生きて戦った女性たちの伝記だ。田村俊子、伊藤野枝、岡本かの子等々。私は高校時代にそれらの著書に触れ、その歴史的背景や女性の運動に興味を持ち、今に至っている。私は現在、三十五年続いている大阪女性文芸賞という女性を対象にした一般公募による小説の新人賞を主催している。それは女性が書く作品世界が正しく理解してもらえなかった時代に先輩が創立した賞で、今や同様の賞はほとんど消えた中、存続意義はあると踏ん張り続けているのだが、その基には、少女だった頃に読んだ寂聴さんの作品が小さな種となって胸に落ち、こんな形に育ったのではないかと思うことがある。

同じように、その作品がきっかけで、恋愛を軸にした小説ではなく、黎明期の女性活動家を「研究」する学者が出たとも思う。作品の是非も評価も様々だが、広く読まれたのは一般の心をつかむ筆の力があってのことだ。

寂聴さんご自身も、書かれた伝記小説の主人公に負けず、奔放に恋に生きている。でもよく考えると、現役で活

多くの仕事をし、その時々で世間と戦い続けてこられた。今読んだら何ということもない小説も、少し前の時代に書いたためポルノ小説のレッテルを貼られ、バッシングを受けたりもした。それらを跳ね返しペン一つで今まで生きてこられたのだ。ご自身にはそんな気はなかったかもしれないが、結果的に今の女性たちの道を切り開いてくれたのだと思う。

そして今なお現役の作家として社会にアンテナを高くあげて作品を生み出している。凄いことではないか。

平和運動もしかりである。作家の中沢けいさんから直接聞いた話だが、2年前の安保法案が強行採決される前の安保法案反対デモに、京都から車椅子で国会議事堂前に駆けつけて抗議の声をあげた寂聴さんは、前年に背骨の圧迫骨折をし、他にも手術もされていたため、誰もが車椅子のまま演説をさせると思っていたのに、マイクを持つと、すっくと立ちあがり話し始められた。平和を守りたいという強い思いから自然に立ち上がって力をこめて話す姿に、その場にいた人は皆感動したという。

そうした内容を私は記者からの取材で話した。今回の受賞理由を読み、文学界の片隅にいる私の意見が少なからず認められたと嬉しい気がし、寂聴さんにはますます盛んに活動をしていただきたいと思っている。

実は私は十年程前からその賞の推薦人の一人として、毎年賞に値する「傑出した業績をあげた方」を推薦してきている。しかしながら私が最初に推薦した方が受賞に至ったことはなかった。そもそも初めて推薦人として依頼がきた時に、人文部門の受賞者は科学などの分野の方と比べ長年の功労を認めての受賞が多いので、（もうすこし若い）今まさに作品をどんどん生み出しているような方の推薦もよろしく頼むというような一文が添えられていたので、私は中堅の国民的人気作家や文芸評論家を推薦し続けてきたのだった。推薦人は他に沢山いるのだろう、先にも書いたが私の推薦した方が候補になることはなかったが、時折、別の作家を候補にと考えているのでその作家について意見を聞かせてほしいと担当記者から取材を受けてきた。今回の寂聴さんもそうだった。

すでに文化勲章を受章している寂聴さんを朝日賞の文化勲章の候補に、と聞いた時、「文化勲章はいわば賞双六の上がりでしょ」と思い、そう口にしたのを覚えている。でもよく考えると、現役で活

編集後記

○「鍼灸をまだ受けたことのない方に説明するのは難しい」というのは，皆さんが感じていらっしゃることと思います。私自身，本誌124号特集「鍼灸とボランティア・NPO」や126号特集「伝統医療振興基本法（仮称）を考える」を進行するなかで，鍼灸業界外の方々にお目にかかることが多く，鍼灸研究の「いまここ」を自分なりの言葉でご説明できたらと思う場面が多々ありました。

来年度は，WHOの「疾病及び関連保健問題の国際統計分類（ICD-11）」への伝統医療分類収載や，あはき療養費への受療委任払い導入，あはきカリキュラムの改定，鍼灸師が機能訓練指導員になることもできるなど，あはき業界にとって大きい変化が訪れます。鍼灸師が地域医療の場などで他の医療職の方々や患者さんと接する機会が増える一方，あはきの未来に関わる活動もこれまで以上に拡がり，まだ見ぬ患者さんや業界外の方に，鍼灸を説明する場面が増えることでしょう。鍼灸師には，これまで以上に「一般の方々にわかりやすい発信力」が求められるようになると思うのです。

本特集は，そのような時に使えるツールのひとつとなることを目指しました。そのため，網羅的であることや最先端・最新であることよりも，むしろ最前線…アウトラインを狙いました。鍼灸の研究がどのように行われ，どんな成果を上げているのか。あるいは，どのような点がおもしろいのかをわかりやすく紹介するためにご尽力下さった執筆者の先生方に，深く感謝いたします。

○3月13日（火）から6月17日（日）まで，国立科学博物館で特別展「人体―神秘への挑戦―」が開催されます。レオナルド・ダ・ヴィンチの「解剖手稿」やヴェサリウスの解剖書「ファブリカ」，解剖した人体を紙粘土で復元した「キンストレーキ」などが展示されるそうです。（http://jintai2018.jp/）

○私事になりますが，2001年から携わった鍼灸OSAKAを離れ，来年度後半から発行予定の新規刊行物を担当することになりました。まだまだ計画中の段階ですが，ささやかながらも，あはき業界の発展に寄与する刊行物を目指します。詳細が決まりましたらご案内させていただきますので，どうぞご期待下さい。（ぴ）

○最近，街中でアトピーかしら？と思う方が増えたように感じていたところ，今回，座談会で「ステロイドの長期使用から依存性ができてしまった"アトピーと言われている"成人が増えている」と伺い，合点がいきました。全てがそうではないでしょうが，目に見える症状，検査値…何を基準に治療法を選択するか，その難しさを痛感します。

○1月に放映された山中伸弥教授とタモリさんによるNHKドキュメンタリー「人体」で，ただのカルシウムの塊と思われていた骨が意思を持つこと（細胞内伝達機能の存在）が提示されていました。そして，今回の特集では，ネズミによる基礎研究から皮膚に内臓と同様のホルモン生成機能があることが検証されていることを知り，衝撃を受けました。人体はまだまだ謎だらけです。鍼灸が皮膚機能を賦活する，再生させることが立証されることを期待します。

○次号（2018年度第1号・129号）は，従来から1カ月遅れて7月の発行となります。インターバルをいただき，より臨床に即したコンテンツを目指します。これからもどうぞご愛読ください。（ゆ）

本号の制作・企画・編集
織田 浩子，廣長 愉美，横山 浩之，井上 悦子，
尾﨑 朋文，鍼灸OSAKA編集委員会

鍼灸OSAKA　通巻128号　Vol. 33　No. 4

平成30年3月26日　発行

定価2,097円（本体1,942円）送料別
予約購読料（年4号）7,340円（送料サービス・税込）
http://book.morinomiya.ac.jp/

編　集　者：鍼灸OSAKA編集委員会
発行責任者：清水　尚道
発　行　所：学校法人　森ノ宮医療学園

森ノ宮医療学園出版部
〒537-0022　大阪市東成区中本4丁目1番8号
TEL.（06）6976-6889
FAX.（06）6973-3133

印　刷　所：富士精版印刷株式会社

森ノ宮医療学園出版部あて　Fax:06-6973-3133

書籍注文書

ご住所（〒　　　－　　　）

ふりがな
お名前

電話　　　　　　　　　　　　　Fax

E-mail

■下記の書籍・雑誌・CD-ROMを注文します。

書　籍　名	価格（税込）	冊数	計
治療家の経営術	¥2,484		
フェルデンクライスメソッド　あごとのどのための6レッスンCD	¥2,538		
鍼灸OSAKA 別冊ムックVol.2 はりきゅうロード	¥2,808		
健康で知的なからだをつくる51のレッスン	¥2,700		
柔道整復理論　サブノート 改訂第4版	¥3,564		
このツボが効く!先人に学ぶ75名穴 改訂第二版	¥3,024		
ポケット鍼灸臨床ガイド	¥3,024		
ツボ暗記カード　国際標準経穴対応版	¥3,682		
もっと身近にアロマセラピー	¥1,620		
漢文で読む『霊枢』～基礎から応用まで～　増補改訂版	¥4,000（予価）		
鍼灸OSAKA 別冊ムックvol.1 東洋の身体知	¥2,052		
近代鍼灸教育の父　奥村三策の生涯	¥2,571		
臓腑経絡学	¥4,104		
CD-ROM 十二経絡図譜電子版　【臓腑経絡学 購入割引】	¥10,584		
ホームページからデモ版をダウンロードし、動作確認の上、お申込み下さい。　【CD-ROMのみご購入】	¥12,960		
季刊誌「鍼灸OSAKA」定期購読　　号～4号分	¥7,340		
季刊誌「鍼灸OSAKA」　　号　　号　　号　　号　　号	¥2,097		
季刊誌「鍼灸OSAKA」100/101合併号―効かせる鍼灸の技―	¥4,104		
改訂増補版　図解鍼灸脈診法　胃の気の脈診	¥7,344		
はりきゅうミュージアムVol.1　銅人形明堂図篇	¥4,115		
はりきゅうミュージアムVol.2　日本の伝統医療と文化篇	¥4,115		
もぐさのはなし	¥2,057		
	合　計		

※送料は¥200です。ただしツボ暗記カードを含むご注文の場合¥600になります。1回のご注文で¥10,000以上ご購入の場合、送料はサービスさせていただきます。
※季刊誌「鍼灸OSAKA」は号により価格が異なります。

『鍼灸OSAKA』の定期購読1年分を開業のお祝いに。

外国では本や雑誌の贈りものがおしゃれな贈りものといいます。『鍼灸OSAKA』の定期購読1年分を，これから開業されるお知り合いやお友だち，あるいは後輩へプレゼントしてはいかがですか。贈り先のご住所とお名前をお知らせいただくと，発行のたびに，プレゼントカードをそえて，直接先方へ送りします。

- 4冊分・1年間…7,340円（送料・税込み）
- 1冊でもお取扱いいたします。この場合は別途送料200円がかかります。
  （バックナンバーの価格は号により異なりますのでお問い合わせください）
- 購読料は，お申し込み後，郵便振替用紙（手数料無料）をお送りしますので，お近くの郵便局よりご送金ください。入金確認後，先方へお送りいたします。（新刊は発行次第）

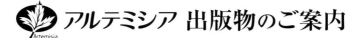

アルテミシア 出版物のご案内

ツボ暗記カード
パーフェクト 国際標準経穴対応版

フルカラーで大幅にグレードアップ

発売以来、毎年全国の鍼灸学校の新入生の1/3が購入した人気商品のリニューアル版。
学生さんたちの意見を取り入れて企画・制作。
経絡別に色分けし、個々の経穴の位置をわかりやすい人体図で表現。
骨・筋肉などをより詳しく描き、全身の経穴を視覚的・直感的に覚えるための工夫満載。
実用新案登録。

編著／鍼灸臨床教育研究会　監修／松岡憲二、尾﨑朋文　協力／第二次日本経穴委員会
定価 ¥3,682（税込）ISBN:978-4-902270-07-5
名刺サイズ 約400枚・専用ケース入り　暗記ツールつき

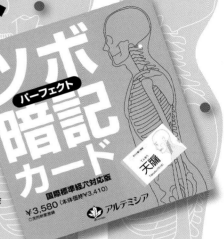

アプリ版（検索機能つき）はAppStore, Google playで！

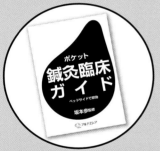

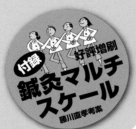

ポケット 鍼灸臨床ガイド
ベッドサイドで即効
坂本歩 監修

　鍼灸臨床では、目の前の患者さんに対してどのように対応し、患者さんからどのような情報を得て治療方針を立てればよいか、とまどうことが多い。初学者はもちろん、経験を重ねてもそうである。また、医療過誤を起さないためにどのような点に留意すべきか──。
　本書は、治療にいたるまでの1から10まで、痒いところに手が届くようにガイドするポケットブックである。白衣のポケットに忍ばせると、力強い味方になること請け合いである

内容：鍼灸臨床の流れ、感染対策、医療事故を起こさないために、運動器疾患の鑑別と検査、その他の疾患の鑑別と検査、臨床で遭遇する突発疾患、東洋医学的診察と要穴、舌診カラーチャート、検査値一覧　ほか

100mm×149mm 190頁◎定価3,024円（税込）
ISBN978-4-902270-05-1

東洋療法学校協会参考図書

◎ご注文・お問い合わせは　出版部まで
TEL 06-6976-6889　FAX 06-6973-3133　koudoku@morinomiya.ac.jp
ホームページからもオンライン注文できます。

 アルテミシア　〒537-0022　大阪市東成区中本4-1-8（森ノ宮医療学園内）http://www.morinomiya.ac.jp/

取扱書店一覧

ご希望の書籍が店頭にない場合は書店にご注文下さい。

北 海 道	MARUZEN&ジュンク堂書店 札幌店／MARUZEN&ジュンク堂書店 函館店／ジュンク堂書店 旭川店／丸善 札幌南一条店／MORIOKA TSUTAYA
岩 手 県	アイエ医書センター
宮 城 県	丸善 仙台アエル店／ジュンク堂書店 仙台店／蔦屋 仙台泉店
群 馬 県	喜久屋書店 太田店／蔦屋 前橋みなみモール店／ACADEMIA イーアスつくば店
茨 城 県	三省堂書店 そごう千葉店
千 葉 県	丸善 津田沼店
埼 玉 県	文光堂 埼玉医大店／蔦屋 フォレオ菖蒲店
東 京 都	三省堂書店 神保町本店／東方書店／亜東書店／丸善本店／八重洲ブックセンター 本店／紀伊國屋書店 新宿南口店／ジュンク堂書店 池袋店／たにぐち書店／オリオン書房 ノルテ店／Book1st. 新宿／MARUZEN&ジュンク堂書店 渋谷店／医学堂／文進堂／ジュンク堂書店 吉祥寺店／丸善 多摩センター店
神奈川県	有隣堂 医学書センター／ジュンク堂書店 藤沢店
長 野 県	明倫堂書店／丸善 松本店
新 潟 県	考古堂書店／ジュンク堂書店 新潟店
富 山 県	文苑堂書店 福田本店
石 川 県	前田書店
静 岡 県	丸善 新静岡店／静岡ガリバー 静岡店
愛 知 県	大竹書店／丸善 名古屋栄店／三省堂書店 高島屋店／ジュンク堂書店 ロフト名古屋店／豊明ガリバー／豊明堂
岐 阜 県	喜久屋書店 大垣店
三 重 県	ワニコ書店
京 都 府	紀伊國屋書店 京都御池店／ジュンク堂書店 京都店／ジュンク堂書店 京都朝日会館店／アバンティブックセンター
大 阪 府	紀伊國屋書店 梅田本店／ジュンク堂書店 大阪本店／ジュンク堂書店 難波店／関西医書／MARUZEN&ジュンク堂書店 梅田店／丸善 なんばOCAT店
兵 庫 県	神陵文庫 本社／ジュンク堂書店 三宮店／ジュンク堂書店 三宮駅前店／ジュンク堂書店 姫路駅前店
島 根 県	島根井上書店
岡 山 県	泰山堂書店 鹿田店
広 島 県	泰山堂書店 シンフォニービル店／丸善 井上書店／丸善 広島店
徳 島 県	久米書店
愛 媛 県	ジュンク堂書店 松山店
香 川 県	宮脇書店 本店／宮脇書店 カルチャースペース／宮脇書店 南本店／丸善 福岡ビル店
福 岡 県	丸善 博多店／紀伊國屋書店 福岡本店／紀伊國屋書店 福岡店
長 崎 県	ジュンク堂書店 長崎店
大 分 県	ジュンク堂書店 大分店／神陵文庫 大分
宮 崎 県	田中図書販売
鹿児島県	ジュンク堂書店 鹿児島店／考文堂
沖 縄 県	ジュンク堂書店 那覇店／栄光図書
韓国・釜山	

郵便はがき　5378790

料金受取人払　東成郵便局　承認　2468

差出有効期限　平成32年3月10日まで

（切手をはらずにお出しください。）

大阪市東成区　中本4-1-8

森ノ宮医療学園出版部　行

ふりがな／氏名／〒（　）／ご住所・ご連絡先／☎（　）／E-mail

いただいた個人情報は、誌面作り、ご注文書籍およびプレゼント発送に利用させていただき、厳重に管理・保管いたします。

鍼灸OSAKA 総目次 (2018年3月現在)

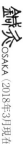

- No. 1 鍼灸臨床における通電法
- No. 2 灸法再考
- No. 3 皮内鍼法の実際
- No. 4 小児鍼法の実際
- No. 5 特殊鍼法
- No. 6 炎症鍼灸療法
- No. 7 脈診を考える
- No. 8 鍼灸治療に挑戦してみよう
- No. 9 切診：腹診は小宇宙
- No. 10 切診：診断と治療の接点
- No. 11 特効穴を臨床に活用しよう
- No. 12 腰痛症
- No. 13 不眠症
- No. 14 疼痛治療を見なおす
- No. 15 肩こり症
- No. 16 頭痛
- No. 17 鍼灸院経営
- No. 18 肥満を考える
- No. 19 便通異常
- No. 20 鍼灸医療事故を考える
- No. 21 スポーツ障害・外傷
- No. 22 月経異常
- No. 23 めまい
- No. 24 歯科領域と鍼灸
- No. 25 五十肩
- No. 26 在宅ケア
- No. 27 膝痛
- No. 28 労災と鍼灸
- No. 29 排尿異常
- No. 30 刺絡
- No. 31 耳鼻咽喉科疾患
- No. 32 レーザー治療
- No. 33 運動器疾患の東西医学的アプローチ
- No. 34 腰痛脊柱管狭窄症
- No. 35 眼科疾患
- No. 36 更年期障害
- No. 37 気管支喘息
- No. 38 慢性関節リウマチ
- No. 39 胸痛（心疾患）
- No. 40 上腹部痛
- No. 41 アレルギー性鼻炎（花粉症）
- No. 42 帯状疱疹後神経痛
- No. 43 灸法再考II
- No. 44 伝統鍼灸を考える

- No. 45 顔面神経麻痺
- No. 46 アトピー性皮膚炎
- No. 47 癌患者のケア
- No. 48 腰痛II
- No. 49 小児鍼再考
- No. 50 顔面痛
- No. 51 中医学再考
- No. 52 鍼はなぜ効くか？
- No. 53 頸肩上肢痛
- No. 54 痔疾患
- No. 55 歯科口腔外科疾患
- No. 56 産科領域
- No. 57/58 耳鳴
- No. 59 精神科領域
- No. 60 トリガーポイント治療
- No. 61 捻挫
- No. 62 肩関節痛
- No. 63 糖尿病
- No. 64 高血圧
- No. 65 消化器症状
- No. 66 ペインクリニックと鍼灸
- No. 67 脳血管障害後遺症
- No. 68 膝痛II
- No. 69 泌尿・生殖器疾患
- No. 70 しびれ
- No. 71 体表所見をとる
- No. 72 鍼のひびき
- No. 73 治療部位としての頭部
- No. 74 頭痛II
- No. 75 皮膚疾患
- No. 76 アレルギー性鼻炎II
- No. 77 胆石・尿路結石
- No. 78 医療面接
- No. 79 うつ病・うつ症状
- No. 80 過敏性腸症候群
- No. 81 下肢慢性動脈閉塞症
- No. 82 めまいII
- No. 83 不眠症II
- No. 84 古典と臨床
- No. 85 スポーツトレーナーと鍼灸
- No. 86 技を磨く　鍼編
- No. 87 技を磨く　灸編
- No. 88 咳嗽

- No. 89 美容鍼灸
- No. 90 鍼灸とEBM
- No. 91 心身症
- No. 92 円皮鍼
- No. 93 エイジマネージメント
- No. 94 小児鍼治療
- No. 95 顔面痛II
- No. 96 認知症と鍼灸
- No. 97 ストレスマネジメントと鍼灸
- No. 98 歯科口腔外科疾患II
- No. 99 COPD（慢性閉塞性肺疾患）
- No. 100/101 不妊症・不育症
- No. 102 効かせる鍼灸の技
- No. 103 加齢性眼科疾患
- No. 104 腹診再考
- No. 105 鍼灸の法制度を考える
- No. 106 海外で鍼灸をするからだ
- No. 107 日本鍼灸の多様な続とも生きる
- No. 108 漢方医と鍼灸師のコラボレーション
- No. 109 がん患者へのアプローチ
- No. 110 鍼灸とコンセプトデザイン
- No. 111 お灸の再生
- No. 112 開業の条件
- No. 113 鍼灸院に求める「スタンダード」とは
- No. 114 原因不明の腰痛を治す
- No. 115 眼瞼、それとも鍼あたり？
- No. 116 今こそ「補腎」！
- No. 117 往診・往療・出張施術
- No. 118 刺絡2─次世代へ向けて─
- No. 119 社会鍼灸学と鍼灸社会学
- No. 120 新たな国民病、慢性腎臓病への鍼灸治療
- No. 121 WFASがやってくる
- No. 122 触診力をつける
- No. 123 プライマリ・ケアと鍼灸
- No. 124 産前産後の鍼灸治療
- No. 125 鍼灸とボランティア・NPO
- No. 126 依存症への鍼灸治療
- No. 127 伝統医療振興基本法（仮称）を考える
- No. 128 パーキンソン病とQOL

※No.1～15・17・19・21・23・25・27・30・31・34・43・45・47・49・57・58・71・79・86・87・92号は絶版です。

キリトリ線

※書籍・定期購読・バックナンバーのご注文は、下のはがきを切り取ってご使用いただくか、巻末の書籍注文書をFaxで送信して下さい。またホームページアドレス　http://www.morinomiya.ac.jp/　からオンライン注文していただくこともできます。
（ご注文合計額10,000円未満の場合、別途送料200円。ツボ暦記カードをお申込の場合の送料は600円、送本時に請求書と振込用紙を同封します。）
※定期購読（1年間4号）7,340円（送料サービス）

● ( ) 号より定期購読を希望
● 下記の書籍・バックナンバーを注文

( ) ( ) 冊
( ) ( ) 冊

● ( ) 号へのご意見・編集部へのご要望